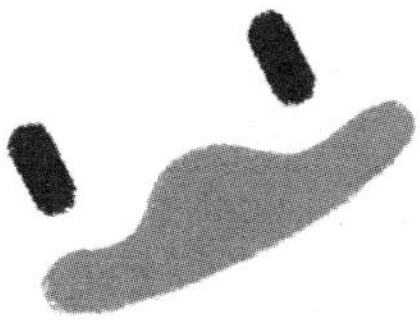

抑郁，不是你的错

马博文 著

重庆出版社

图书在版编目（CIP）数据

抑郁，不是你的错 / 马博文著. -- 重庆 : 重庆出版社, 2025. 6. -- ISBN 978-7-229-20165-4

Ⅰ. R749.4-49

中国国家版本馆CIP数据核字第2025QY6598号

抑郁，不是你的错

YIYU, BUSHI NIDE CUO

马博文　著

选题策划：李　子

责任编辑：袁　宁　吕梦媛

责任校对：刘小艳

装帧设计：李南江

重庆出版社 **出版**

重庆市南岸区南滨路162号1幢　邮政编码：400061　http://www.cqph.com

重庆出版社艺术设计有限公司

重庆天旭印务有限责任公司印刷

重庆出版社有限责任公司发行

全国新华书店经销

开本：890mm×1240mm　1/32　印张：6.25　字数：120千

2025年6月第1版　2025年6月第1次印刷

ISBN 978-7-229-20165-4

定价：48.00元

如有印刷质量问题，请向重庆出版社有限责任公司调换：023-61520678

作为一名精神科医生，我深知抑郁症患者所面对的不仅是情绪的低谷，更常常陷入自我谴责的泥沼。作者用通俗易懂的案例和脑科学知识，既消解了病耻感，又提供了具象化的康复路径——毕竟，让患者放下“自我攻击”的枷锁，往往是治疗真正的起点。

——上海市精神卫生中心主治医师、人文学者、作家 陈智民

公开地谈论抑郁症是消除偏见和歧视的最好的办法。本书用最通俗的语言讲述抑郁相关的知识，受众群体广泛，是顺应时代有价值的科普读物。

——甘肃省心理卫生协会会长 何蕊芳

抑郁不是软弱，不是妥协，而是一场需要智慧和耐心的生存谈判。在这本温暖而深刻的作品中，作者以科学的态度和共情的笔触，揭示了抑郁症背后的真相，帮助抑郁者重新找回生活的勇气和力量。

——兰州市第三人民医院院长 霍小宁

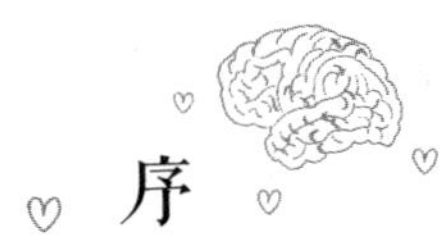

序

和作者的相识是一段很难忘的经历。他是一个向内生长的人，虽然是位男性，但是心思细腻、敏锐，对内心和精神世界的体验感悟足够深刻、细致。他一向有十足的动力想要揭开人类精神心理底层的神秘面纱。

从知识的角度来讲，他有较深厚的西方哲学的功底，同时也有对中国传统文化的认识和剖析。记得在2021年时，作者和我说即将完成一本关于抑郁症的书，我带着期待；时光匆匆，前两天突然被邀请给这本终于要问世的书写序，我发自内心地赞叹！

当时正值我工作忙碌，但是依然带着欣喜、好奇用两天的时间拜读了全书。过程中总有那么几个瞬间感慨：真的很好！那怎么个好呢？第一，对那些不了解抑郁症是什么、怎么了、如何做的人来说，这本书会清晰地告诉你答案；第二，对那些专业到用中文翻译了都没办法理解其含义的专业知识，它采用了一种更加通俗易懂的方式来表达。所以通篇读过后，我在工作中经常想，如果这本书出版了，我会推荐我的来访者或家属去看，这样的书真的可以对心理咨询师工作进行辅助科普，让心理咨询和心理教育很好地结合，提升心理咨询的功效。

虽然这本书写的是关于抑郁症的内容，但是我觉得它更是关于人类心理和精神世界的。阅读它可以让人们认识到，我们存在的每一瞬间，除了吃饱穿暖的生理需要，还有内在的七情六欲。我们渴望被爱、被关注、被理解、被支持，就像盖一座房子，如果没有地基，平地起高楼的风险就是它没有办法经历风雨、地震这种自然的挫折。人的成长过程中如果只关注生理的满足、否认心理的渴求，人类是没有办法进步的，社会也是没有办法发展的。心理的健康是地基，是内核，只有心理健康的个体，才有能力应对生命中的挫折，才有能力去创造属于个人的成就。而这本书不仅能够让我们认识到抑郁的个体正在经历怎样的痛苦体验，也能够认识到心理世界的重要性，同时拓宽我们对心理健康和精神健康的认知。

自古以来中国文化讲究适度原则，有“过犹不及”之说；在现在的社会教育中，赢在起跑线、内卷、更高、更快等思想的传播，也让每个个体都十分焦虑和压抑；而一个家庭中生病的个体并非是一个人的问题，是整个家庭乃至整个社会所共同建构的结果。这是一本能够帮助我们去认识自我、了解社会的心理科普读物，其中有许多从大众视角去答疑解惑、娓娓道来的真知灼见，因此这本书值得每一位读者珍惜。

那说回这本书，我看到它的名字时，就已经被它吸引了，脑海中回想起曾经有很多抑郁的来访者，在咨询室内痛哭流涕地问我，老师是不是我太矫情了，为什么别人都可以，我就不能适应呢？所以在我看来，这个书名就足够治愈很多人了！本书的内容从解释什么是抑郁症，心理治疗、心理咨询、心理医生的区别，再到对情绪本质的理解和名人故事的帮助理解，作者真的是从帮助每一位抑郁症患者，希望他们能够被善待、被接纳的善意出发，试图讲清楚一件事儿：抑郁症是生病了，而不是错了。请学着去理解和善待，不要用误解和错怪给不幸罹患它的人群二次伤害！

作为曾在生命深处相识过的人，我感谢作者的邀请，让我有幸为这样一本优秀的作品写序。我随喜作者的大爱，让那些被抑郁症折磨的人，让那些被身边人误解的人，能在人生的迷雾中迎来一阵清风。

愿每一次暴风雨都有人和你共同面对，愿每一次遇见的人和事都是你生命中足够珍贵的一笔，不辜负生命，别放弃爱和被爱的权利。

你，值得世间美好的不期而遇。

——心理治疗师、国家二级心理咨询师、好友　罗曼

目录

第五章 求医相关的一切：那些和求医有关的问题

> 在抑郁症的求治路上，
> 患者会遇到形形色色的问题

第六章 心病还需心药医？聊聊心理咨询和心理治疗

> 心理咨询师和精神科医生有什么区别？
> 心理治疗能够治好抑郁症吗？

第一章　不信人间别有愁：什么是抑郁症？

关于抑郁的那些事儿——什么是抑郁情绪？什么是抑郁症？告诉你它们的区别

❶ 情绪的意义？生存与进化

提到情绪，相信大家都不陌生。然而什么是情绪，很难有一个准确的定义。

在一般心理学的定义中，将情绪解释为：人对于客观事物的态度体验，是一种以个体需要为中介的心理反应。

这样的定义还是很笼统，人类的情绪极其复杂和多样化，没有哪一句话能够彻底概括。

然而，最复杂的概念往往就在最简单的生活之中。在日常生活里，“情绪”是一个使用频率很高的词语。当某个人很愤怒的时候，人们会说，他现在的情绪很激动。又或者，当某个人不开心的时候，大家或许会说，怎么闹情绪啦？就像这样，情绪和我们的日常生活是紧密相连的。

情绪可以分为不同的类型，如：我国古代曾将情绪分为喜、怒、忧、思、悲、恐、惊七类；美国心理学家普拉奇克将情绪分为悲痛、恐惧、惊奇、接受、狂喜、狂怒、警惕、憎恨八类；而现代通常将情绪分为快乐、愤怒、恐惧、哀伤四类。

实际中，情绪的表现形式丰富多变，每个民族、每种语言都至少有几百个关于情绪的形容词。

对于情绪，我们看起来了解得很多，实际还远远没有到头。

在生物漫长的进化史中，情绪最先出现的意义是为了生存。

例如：找到食物以后出现开心的情绪，将促使生物体更倾向于寻找食物。而当食物短缺时，生物体的神经系统不仅会释放饥饿的信号，让生物体体验到不适，同时也会产生焦躁、低落、不安的情绪，迫使生物体去迅速觅食。

情绪没有好坏之分。就像是恐惧，经历过的人都知道，那是一种让人难受、战栗、不安、极其不舒服的感觉。但是恐惧在生物的进化和繁衍中，也起着积极的作用。

在自然界中，如果遇见了危险，恐惧就起到了保护自己的作用。那些恐惧感强烈的生物体，常常能够逃跑保命。反之，那些恐惧感薄弱，甚至没有恐惧感的个体，往往会在这场生存战中被淘汰。

随着人类的飞速发展，人类和其他动物之间的差距越来越大，自然界中能够对人类构成威胁的生物越来越少。这个时候，情绪对于人类的生存意义，也就大幅减弱了。

甚至，在现代社会，情绪有时还有贬义。当一个人有情绪的时候，会被别人形容为“不冷静”“不理智”“不成熟”，这是我们生活中常常见到的。情绪似乎不再对生存有利，反而像是个累赘。

尤其是在生活节奏如此之快、社会发展日新月异的当下，人们不用再时时面对自然界的危害，但是过快的社会生活节奏仍然使人们的身心时刻紧绷，情绪常常处于焦虑和浮躁的状态，这也导致了各类身心疾病的频发。

那些体质敏感、情绪敏锐的人，在原始时代的竞争中占有优势的群体，更容易捕捉到危险的信号，更容易在自然界的竞争中占得优势地位。而现在，自然界对人类构成的威胁已经大大下降，大多数的人类活动都是以社会属性的形式出现。这些活动并不会给人的安全造成实质性的危险，那些原本处于竞争优势的情绪敏感者，反而会出现许多非敏感者没有的情绪问题。

例如在人际社交中，情绪敏感的人往往能注意到别人言行、动作的变化，善于分析他人对自己的看法。而那些非敏感者不会注意这些微小的细节和变化，反而在人际中没那么多顾虑。

人们现在喜欢把情绪分为“正面”和“负面”两大类。正面的情绪包括愉悦、高兴、开心、得意、舒缓这类让人主观体验不错的情绪。负面的情绪则是像焦虑、恐惧、紧张、难受、害怕、不安、压抑、郁闷、暴躁、愤怒这样让人主观体验不佳的情绪。

原本站在自然进化的角度，两类情绪都有着积极的意义，在现代社会中，负面情绪能够起到的生存意义已大大降低，又缺少宣泄和释放的途径，久而久之，积攒的负面情绪会对身心造成不小的危害。

② 情绪和身体：身心的交互影响

情绪对一个人而言，就像是身体内部的“晴雨表”一样。我们可以通过自身的情绪状态，来得知外界的环境与自己的需求是否平衡。

情绪是反映我们身体健康状况一个极其重要的指标。在日常生活中，我们要积极培养一些有益于身心健康，能够产生良好情绪的习惯和爱好。

从大脑神经到分泌腺体，再到肠道菌群，情绪与人体多个器官的活动有着紧密的联系。

在一些对动物的实验研究中发现，狗被切除了大脑皮层之后，情绪会变得异常暴躁。这一实验的机理是：破坏了大脑皮层与下丘脑的神经连接之后，大脑皮层对下丘脑的抑制会解除，下丘脑功能亢进，生物便会表现出愤怒、暴躁、失控的样子。

这里需要讲一个例子，是一个非常出名的事件。

在美国的某地，有一个25岁名叫菲尼亚斯·盖奇的铁路工程师。1848年9月13日盖奇像往常一样工作，在检查铁轨时，突然发生了一件不幸的事：火药意外爆炸，冲击力使一根长长的钢管飞出，从盖奇的脸部插入，从头顶飞出，直接穿脑而过！

神奇的是，盖奇并没有因此丧命。这一著名的“盖奇事件”也被列为“史上十大起死回生事件之一”。

故事本来到这里就结束了，然而，盖奇起死回生之后的生活才刚刚开始。

曾经的盖奇，是一个和蔼、彬彬有礼、正派的绅士。在这之后变成了一个粗暴、野蛮、易怒的家伙。

性格和情绪像换了个人的盖奇，继续生活了12年后去世。

盖奇事件被多个学科奉为经典的研究案例，包括神经科学、心理学、脑科学、生物学，等等。

盖奇被钢管穿脑而过，损毁了他一部分的脑区域，伤害对他大脑的影响是不可逆的。

在盖奇的表现中，可以看到大脑损伤对性格和情绪的影响：盖奇还是同样的盖奇，只是因为一部分生理物质发生了改变，便从曾经的温文尔雅变成了后来的暴躁失控。

人体的生理部分发生变化能直接影响到人的情绪状态，甚至是一个人的性格。而情绪，也能反过来影响身体。

许多研究和实验表明，人在长时间的负面情绪下，罹患各种疾病的概率会大大提高，小到感冒、皮肤病，大到冠心病、癌症，都与情绪有着密不可分的关系。

长期的压抑、郁闷，会导致免疫力下降、易感冒、内分泌失调、食欲不振、营养不良。

长期的焦虑、恐惧，会导致头晕头痛、胸闷气短、失眠健忘、血压紊乱、心律失常以及各类心脑血管疾病。

长期的愤怒，会增加血液和内脏中的毒素，尤其伤肝，另外还会引起失眠、注意力不集中、脑溢血、心肌梗死等各类疾病。

人体有很多生理系统与情绪有着密切的关联。

对于皮肤系统，人在紧张时会感到头皮发痒、皮屑增加、脱发掉发，以及会出现雀斑、荨麻疹、湿疹、痤疮、银屑病等各类皮肤病。

对于内分泌系统，人体在正常的情况下激素水平是保持平衡的。长期的负面情绪会导致内分泌失调，女性会出现各类妇科疾病，如月经不调、痛经、乳腺增生、不孕等；男性则可能会出现毛囊堵塞、皮肤变黄变暗、白发、脱发、肥胖、前列腺疾病等。

至于消化系统，更是对情绪的波动十分敏感。各类肠胃溃疡、胃胀胃痛、腹泻呕吐、便秘、暴饮暴食、厌食，都和不良的情绪有密切的关系。

不仅是人类，动物也是一样。曾经有研究人员做过实验，将一匹凶猛的成年狼拴在一只羊羔附近。羊羔虽然有足够的食物和水，但时刻处在恐慌的情绪中，过了一段时间就患病死去了。

还有一个实验，是测量狗是否和人类一样，具有嫉妒、愤恨的情绪。实验人员将一只饥饿的狗关在铁笼中，让另外一只狗在笼外当着它的面吃肉骨头，结果被关在铁笼内的狗急躁、焦虑地转来转去，行为和人类在狂躁、愤怒时候的表现一模一样。最后，这只狗也获得了同样的肉骨头，但是它在很长的一段时间里都无精打采、食欲下降、消化不良。

这充分说明了负面情绪一旦得不到释放和宣泄，就会对个体健康造成严重的危害！

情绪和身体一样，需要认真照顾与呵护，否则，它也会生病。情绪生起病来，难受和痛苦的程度以及给生活带来的困扰和影响，可要比身体上的疾病严重得多！

③ 什么是抑郁情绪

前面说到情绪可以按照不同的方式来区分，其中，有一种情绪是常常出现的，也是我们今天要提到的主题，那就是抑郁。

抑郁是人类的基本情绪之一，或者说，是所有高等动物都具备的情绪。

除了人类以外的一些高等动物，如黑猩猩等也会出现类似悲伤、难过的情绪，但是，它们的丰富程度和细腻程度远远没有人类的情绪高。

抑郁情绪会给人带来不舒服的糟糕体验，相比于高兴、快乐、愉悦的正面情绪，它的确看起来是极其糟糕的东西。

关于抑郁情绪的存在究竟有多少价值，主要有以下两类看法：一类是认为抑郁情绪具有积极正向的价值；一类是认为抑郁情绪并没有什么好处。

两种看法都有可取之处，单纯支持哪一种都未免有些极端。我们要看到抑郁情绪积极有用的一面，但不能盲目夸大它的好处，认为它给人类带来的都是有用的帮助。

在进化中，抑郁情绪曾保护了人们。在面对自然界的危险和野兽毒蛇这样的威胁存在时，抑郁情绪可以使人保存体力，不去盲目地应对危险，让自己处于一个等待和伺机的状态，有点类似于“冬眠”“诈死”这样的动物求生手段。

在抑郁的情绪或状态里，人们不会盲目地行动，会将能量和精力从对外界的关注收回来，让自己冷静下来，变得理性。这也就是为什么人在悲痛的时候反而更加理智和清醒。

在过去的人类社会中，人们从事脑力劳动较少，大多数是体力劳动。抑郁情绪可以使人暂时保存体力，不去应对外界的危险。

而现在社会人们基本都是脑力劳动，抑郁情绪带来的价值比过去要低很多；而且由于人类脑力的进化，抑郁情绪给人带来的甚至不是“休养生息”，而是更耗费精力的“殚精竭虑”和“胡思乱想”。

所以，适度的抑郁情绪是有益于人类发展的，过度的抑郁情绪则弊大于利。

对每个人来说，抑郁情绪也不是“分配均匀”的。曾有学者将人的情绪从先天角度分为不同的种类，其中较为出名的是“四气质说”。

“四气质说”是将人分为四种不同的气质类型，分别为多血质、胆汁质、黏液质、抑郁质。每种气质类型有各自的特点。

其中，多血质和胆汁质偏外向性格，黏液质和抑郁质偏内向性格。四种气质类型里，又以抑郁质为最典型的敏感、内向、易忧虑的性格。

每个人都是几种类型混合，很少有人只属于一种类型。抑郁质所占比例越高的人，越容易敏感和悲观，越容易出现抑郁情绪。

《红楼梦》中曹雪芹刻画的林黛玉形象，就是典型的以抑郁气质类型为主的人。林黛玉常常会因为别人不在意的细节而忧伤、难过，这就是抑郁质性格的典型表现。

很多心理老师认为通过林黛玉的表现，可以判定她患有抑郁症，抑郁症也是本书的核心内容。但抑郁症毕竟不同于简单的抑郁情绪，林黛玉又是小说中的虚构人物，在此我们就不用抑郁症的诊断标准来往林黛玉的身上套了。

抑郁情绪、抑郁质、抑郁症，还有人们平时会说的“抑郁状态”“抑郁程度”，这些都是不同的概念，不要搞混。

尤其是抑郁质和抑郁症，两者是完全不同的事物。前者是某种性格里的特质，有这种特质的人容易敏感和悲观；后者则是一种疾病，一种任何人都有可能罹患的疾病。

抑郁情绪一般不会直接导致抑郁症，除非持久的、猛烈的抑郁情绪，并且一直没有机会得到缓解，才有可能发展为抑郁症。相比其他性格特质的人，以抑郁质性格为主的会出现更多的抑郁情绪。长远来看，这类人罹患抑郁症的风险的确要更高一点。

尽管这么说，任何人都不会对抑郁症完全免疫。就像癌细胞，每个人体内都有，都在一定程度上存在患癌的风险，但由于一系列的原因，最终仅有一部分人患癌。

抑郁症也是一样，每个人都有患上的风险，但最终只有少数的人真正罹患，大多数的人还是“幸免于难”。

④ 什么是抑郁症

我国基本上每20个人当中，就有一人罹患抑郁症。

这只是一个大概的说法。

抑郁症的患病率，一直以来有不同的研究结果。这是因为对抑郁症的普查，都是在一定范围内，在一定条件的限制下进行的。

由于样本人群、调查方式等因素的不同，抑郁症的“患病率”在不同的地方显示的结果经常是不一样的。

我国的抑郁症患病率大概在2.3%～6.1%。代表顶尖医学权威的杂志《柳叶刀·精神病学》（*The Lancet Psychiatry*）于2021年9月发表了由北京大学第六医院黄悦勤教授团队领衔的有关中国抑郁障碍的调查研究。调查显示，我国成人抑郁障碍终身患病率为6.8%。

这不是一个很小的数字。但抑郁症究竟是什么，作为本书最大主题的它，其实不太容易用一句简单的语言来概括。

甚至说，用语言所能够涉及的范围，似乎还不能完全涵盖抑郁症这种疾病的复杂和困难程度。

每一个有过抑郁体验的人都知道，那种深刻、复杂、苦涩、痛苦的感受，是难以用语言和文字详细描述的。

我们参考一下抑郁症的医学概述。

以国家卫健委组织制定的《精神障碍诊疗规范（2020年版）》为例，将抑郁障碍（抑郁症）定义为：由各种原因引起的以显著而持久的心境低落为主要临床特征的一类心境障碍。

但这么说仍然太过笼统，所以我们不妨看一下抑郁症都有哪些“核心症状”。

常见的抑郁核心症状有：持续的心情低落、愉快感丧失、兴趣爱好减退、思维水平和速度下降、能力普遍受损、注意力难以集中、自责消极、悲观绝望、心理防御力变差、睡眠饮食受影响、身体莫名不适等等。

抑郁症的筛查和诊断，有非常多的体系和标准。

常见的测试有四五套，有朋友可能听过SDS、SCL-90、PHQ-9、HAMD等等。除此之外，还有各式各样的测试，基本都是围绕是否“满足”抑郁的核心症状来展开的。

抑郁症是一种非常可怕的东西，它超出了所谓的“普通人”（未曾得过抑郁症的人）认知的范围。甚至可以说，一生之中从未罹患过抑郁症，或者从未体验过抑郁症感受的人，是几乎不可能完全理解抑郁症的。

这也是问题的悲哀所在。

我曾经见过一件讽刺的真事。有一位从业二十多年的精神科老医生，后来自己也罹患了抑郁症。当他真正地“切身体会”到抑郁症的滋味后，不由得既悲伤又惭愧，感慨说：“我看了二十多年的抑郁症病人，原来对抑郁症一点都不了解，这个病竟然这么痛苦！”

看到这个故事的人，心中会五味杂陈。为什么世界上竟有如此难过的事物，而它又确实是活生生地出现在人们的面前！

前面提到了抑郁情绪，那么抑郁情绪究竟与抑郁症有什么区别呢？抑郁情绪会发展为抑郁症吗？抑郁情绪与抑郁症之间，到底有多远的距离？

抑郁情绪只是一种正常的、人人都会出现的东西。是在工作失败、学习受挫、恋爱未果，以及各类负性事件发生后出现的负向的反应，为失败的结果或者糟糕的经历而感到挫败、难过、郁闷的情绪和感受。

就像人人都会在着凉之后打几个喷嚏，出现一些咳嗽，甚至生一场感冒，来一场小的发烧等等。如果感冒和发烧没有得到有效的中止和治疗，就有可能引起肺炎、心肌炎、休克、昏厥，甚至死亡等等。

一般人出现抑郁情绪几天或一两周就好了，不会有什么后遗症。抑郁症就像一种严重的身体疾病（本身也是如此），一旦患上，就不再只是某种情绪上的问题，而是真正的、实实在在的疾病，并且是所有人类疾病当中最为痛苦的情形之一。

因为涉及大脑内部神经，尤其是中枢神经系统内部的复杂构造（中枢神经系统内部是极其微观的环境，目前还没有任何医学仪器能够彻底地了解清楚），抑郁症的研究还远远没有到达尽头，至今仍然存在许多未解之谜。

已有的研究已经能够证实，抑郁症是实实在在的脑部神经系统的问题。罹患抑郁症，意味着患者的大脑出现了功能异常。它有着客观的证据，而不是主观的、随随便便臆想出来的东西。

要知道，人脑的结构极其复杂。人类对大脑的了解，几乎等同于对宇宙的了解，看起来似乎掌握了很多，实际上未知的部分远远大于已知的部分，探索还远远没有结束。

对抑郁症的病因探索还停留在理论假说的层面。

在目前的许多假说里，比较主流和公认的是“单胺假说”。即：在人脑中有3种比较重要的神经递质，分别是5-HT（五羟色胺）、DA（多巴胺）、NE（去甲肾上腺素）。抑郁症是这三种神经递质中的一种或者几种水平异常导致的。

抑郁症可能还涉及内分泌的功能失调、免疫系统的异常、脑电生理异常、脑影像学异常，以及其他复杂的未知因素。

总体来说，抑郁症是一个神秘、复杂，主要涉及大脑中枢神经系统异常的非普通疾病。

第二章　复杂的精神现象：从心理问题到精神疾病

关于心理问题和精神疾病以及它们之间的距离

❶ 关于心理问题

心理问题，大家都不会陌生。但究竟什么是心理问题，如何定义心理问题，心理问题背后的成因是什么，是有必要去了解的。

随着人类的发展，人类的大脑逐渐与动物相区别开来，并进化为高等的存在。人类文明之所以能够不断地繁荣发展，背后支撑着的便是人类那复杂精密的大脑。

人脑是自然界目前最复杂和深奥的现象之一，人脑内部的中枢神经系统是人类一切精神活动的基础。

人类的大脑为人类的精神心理活动提供了生理基础，而心理活动反过来也影响着生理结构。

人与环境相和谐、平衡，是一种正常、健康的状态，这个时候人与外界的环境是相适应的，内心也不会出现失衡、违和的感觉。

当这种平衡被打破时，就会出现一系列问题。

用现实生活中的事情举个例子。

老王是一家私企的技术人员，今年47岁，上个月儿子大学毕业，在选择工作的问题上老王与儿子产生了分歧和争执。儿子想去北上广等一线城市打拼，老王却认为儿子应该留在他身边，找一份安稳的工作。儿子扬言如果老王非要自己留在小地方，就搬出去住，和父亲不再来往。老王气坏了，狠狠地教训了儿子一顿。没想到，儿子只身跑去了大城市，连老王的电话也不再接听。

因为这件事，老王气得饭吃不下，觉睡不香。已经一个月过去了，他还每天想着这件事情，工作时有时也会分心，闲暇下来一想起这件事就会生闷气。

老王的内心冲突是与儿子争执这个客观事件引发的，之后产生情绪上的不良反应，饮食、睡眠均受到了一定的影响，持续时间超过一个月还没见好转，但基本没有更严重的问题。

这便是典型的、普通的、一般性的心理问题。

一般性的心理问题人人都遇到过，譬如学业、工作、感情、生活、婚姻、家庭、人际关系中出现了一些烦恼和挫折，没有在当时立刻解决，便“滞留”在当事者的心里，通俗讲就是“心里装着事”，这种状态进而引发了情绪上的持续不良、工作生活及学习上的部分效率下降，此时便可以判定为出现了一定的，或者说轻微的心理问题。

按照主流的观点，心理问题从轻到重分为一般心理问题、严重心理问题，以及神经症性心理问题（神经症性心理问题又称可疑神经症，是一种介于心理问题和心理疾病中间的过渡状态，这个概念过去使用得比较多，现在已经逐渐被其他判定标准和体系替代，在此做一了解和参考）。

一般性心理问题的不良情绪持续时间一般在一两个月，当事人的情绪会受到一定的影响，可能表现出沮丧、难过、低沉、烦躁、悲观、郁闷、压抑、愤怒等不良状态，一般在两个月之内可以自行缓解。

一般性心理问题出现的时候，当事人虽然带有情绪上的问题，但工作、学习、生活一般不会受到太大的影响；可能会出现效率下降、精力不集中等情况，一切都还在可以控制的范围内，当事人能够清晰地觉察到自己的问题所在，并能够采取一定的调整手段来恢复正常。引发一般性心理问题的最初事件，如果后来得到了有效解决，也就是刺激源消失，心理问题一般也会随之解除。

现在社会发展迅速、节奏紧张，处处充满变化和不确定性，人们难免会在某时遇到挫折和不适，内心与外界暂时地失去了平衡，引发一系列心理问题。

刚刚简单介绍了一般性心理问题，现在来介绍严重性心理问题，简称严重心理问题。

严重心理问题，与一般性心理问题相比，当事人受情绪困扰的时间更长，当初引发心理问题的刺激源事件更为严重，例如亲人离世、失业、辍学、负债等等，这些生活中出现的较大的负性事件，容易导致严重心理问题的出现。

这不是绝对的，判定心理问题严重与否，主要是看问题的持续时间，情绪的困扰程度，以及对生活造成了多少影响。

我们还是举个生活中的例子。

小张是一名在校大学生，有一次返校途中，遭遇了一场较大的车祸，虽然他受伤不算严重，但同行的同学却伤势过重没能抢救过来，不幸离世。这件事对小张是一个打击，同行的同学是因为小张的邀约才一起拼了一辆“黑车”返校，结果出了这样的事情，小张很自责。并且，小张在车祸中见到的血腥画面一直在心里挥之不去。

事情已经过去三个多月了，小张还是精神不振，学习也没有办法聚精会神，除了经常想起当时的惨状之外，与之类似的刺激物，比如汉字“车”“死”，以及在街上看见行驶的汽车，都能够引起小张内心激烈难受的情绪。

小张出现的便可说是典型的“严重心理问题”。

小张遭遇了较为强烈的负性事件刺激，出现了持续的情绪困扰，生活、学习受到较大程度的影响，效率下降。最初的事件已经过去三个多月，小张的情绪仍然没有得到缓解，并且与当初的刺激源相类似的事物，也能引起负面情绪，即所谓的“泛化”。

“泛化”是指除了当初引发心理问题的刺激源之外，与刺激源相类似的事物也能引起当事人的不良情绪，虽然知道这些已经与当初发生的事件毫无关系，还是会不由自主地出现不良情绪和负面状态。

而在第一个例子中的老王，虽然因为和儿子争执这件事情而出现了轻微的一般性心理问题，但是尚能正常生活和工作，在离开“与儿子争执”这件事之外，没有出现其他的不良反应，即老王的问题并未“泛化”。

除了是否“泛化”以外，不良情绪持续的时间长短，也是区分一般性心理问题和严重心理问题的标准。

一般来说，严重心理问题持续时间在两个月到半年之间。

在这期间，当事人不仅会出现各类的负性情绪，而且社会功能已经受到了一定的影响。

社会功能是一个人生存在社会当中，能够胜任其生活、工作、学习的能力。普通人的社会功能是良好无损的，心理问题人群社会功能往往会有一定的损害。问题越严重，社会功能损害得越严重。达到了心理障碍或者精神疾病的程度，社会功能往往会有严重的损害。

例子中的小张，在三个多月的时间里，除了情绪一直受到困扰以外，学习和生活的效率也随之下降了不少。这就意味着小张的社会功能已经受到了一定的损害，比起之前例子中的老王，小张的社会功能下降得更为明显一些，心理问题的程度也更严重一些。

除了一般性心理问题和严重心理问题之外，还有一种“神经症性心理问题”，它的严重程度高于严重心理问题，又不完全属于心理疾病的范畴，算是心理问题与心理疾病的中间状态，本章就不做赘述了。

总之，心理问题是一个人与自己所处的环境暂时地失去了平衡与协调，出现的一定程度的内心失衡、冲突的现象。

此时，人会受到不良情绪的干扰。生活、工作、学习的效率也会暂时性地有所下降。总体还没有偏离常态，只是暂时性的失衡与违和，大脑的中枢神经系统也没有受到过度的影响。心理问题虽然影响了情绪，一定程度上干扰了正常生活，使身心质量有所下降，但还没有到达“疾病”的程度。

这个时候，如果及时察觉到自己有心理问题，尽快抓紧时间调节，让身心恢复健康，是没有什么太大问题的。

2018 年发布的《中国城镇居民心理健康白皮书》，对全国约 113 万城镇居民做了历时 5 年的心理调查。调查显示：当前的中国城镇居民中，有 73.6% 的人处于心理亚健康状态；16.1% 的人存在不同程度的心理问题；仅有 10.3% 的人属于严格意义上的心理健康者。

这份调查将心理状态从健康到不健康划分为心理健康、心理亚健康、心理问题。如果再严格划分的话，心理健康的谱系应该为心理健康、心理亚健康、心理问题、心理疾病。

有时，也会使用“心理障碍”来表示心理问题，用“精神疾病”来表示心理疾病。

人们往往会觉得“心理问题”比“心理障碍”好听一些，而“心理疾病”又比“精神疾病”要强。这和文化习俗有关，我们往往觉得越是“疾病”、越是“障碍”就显得越糟糕，而“问题”“亚健康”就好像能够轻描淡写、一笔带过一样。

这只是文化表述的问题，不管是心理问题还是心理疾病，都有着客观的实在性，不以人的喜好或者意志而转移。

心理问题的部分就介绍到这里，总而言之，心理问题是人与外界环境失去平衡与和谐之后出现的一种内心失衡与失调的现象，这种现象只是暂时性的持续，不会过多地给人带来严重的危害，一般情况下只要得到及时的调节与疏导，都可以恢复正常。

接下来再看看关于心理（精神）疾病的部分。

❷ 什么是精神疾病

精神疾病是一个极其复杂，也是极其严峻的话题。

精神疾病的成因及本质，至今是人类最大的未解之谜之一。精神疾病涉及的范围很广，包括医学、生物学、遗传学、心理学、神经科学、哲学、艺术，甚至是宗教。

说到精神疾病，很多人是陌生的，甚至很多人会觉得神秘而可怕，以至于对它产生各种各样的误解。

一些罹患了精神疾病的患者与家属，宁可将精神疾病称为心理疾病，也不愿让别人觉得自己或家属得的是“精神病”。

其实，心理疾病与精神疾病是同义词，其本质都是一样的。只是在不同的文化和语境语义下，有不同的称呼。我们的文化，经常认为心理疾病好像没有精神疾病听起来那么严重，这是一种偏见。正确的观点是，纠结于哪种称谓或者叫法并不重要，重要的是搞清楚问题是什么，以及问题背后的本质与思考。

日常生活中，人们口语化的表达里，经常有意无意地透露着对精神疾病的戏谑，甚至是污名化。

在看某人不顺眼，或者是其行事不合常规的时候，人们会开玩笑说这个人有“精神病”。

还有一些人喜欢用精神疾病来开玩笑，反正得病的不是自己，精神病人看起来又是那么“不正常”，用来调侃一下，或者贬损一番，又或是恶意的嘲笑，觉得似乎也无伤大雅。但是，这样的人是无知的，体现的是缺少文化与知识的愚昧，以及缺乏涵养与礼貌的粗鲁。

现在的一些影视剧和小说，经常将精神心理疾病改编得夸张吓人。或许是编剧或作者太过无知，不了解心理疾病的真实面貌。或者是从未感受过精神心理疾病患者的切身之痛与无奈窘迫，才“站着说话不腰疼”地将精神疾病过分地“浪漫化”“污名化”“妖魔化”“夸张化”。这样大众在看待真正的精神疾病时，总是会带着错误和偏见，这是极其不好的现象。

例如著名电影《沉默的羔羊》，将患有精神疾病的心理医生汉尼拔刻画得高智商、冷静、邪恶，甚至“绅士”地生吃人肉。在诡魅的气氛中渲染出一种“别样”的魅力来感染观众。这样的做法在艺术渲染中无疑是成功的，吊足了观众的胃口，满足了观众的心理。但是在大众的心中，无疑从此留下了精神疾病是恐怖的、可怕的、异样出格的印象。这恐怕对精神疾病的正确宣传和科普是带有阻碍性的。

除了在影视剧和小说中屡见不鲜的“精神病人高智

商犯罪”“心理疾病患者反社会”的情节以外，这些置身事外的编剧和作者还常常犯一些低级的、违背正确精神卫生知识的错误。例如用“精神分裂症”来代替“多重人格”（二者本来是两种不同的疾病），混淆心理咨询师、心理医生、精神科医师之间的区别（几者本来有严格的区分和界限）。

这些在镁光灯下赚足流量，在社会上获得极大曝光的作品，不仅没有对精神疾病的正确宣传科普起到作用，反而制造了种种偏见与谬误，令人无奈！

在这些奇异震撼的艺术表达“效果”前后，是绝大多数真正的、默默无闻的、没有机会到荧幕前发言的无声患者。

他们是精神疾病患者中的大多数，没有人记得他们，没有人知道他们的真实生活是怎样的，更没有人站出来为其真正发声。

只因为这个群体是弱势群体，人们看不到沉默的事物，也不愿意对平凡的、没有猎奇价值的、真正冷酷的现实产生兴趣。

在医学和心理学当中，所谓“精神疾病”的概念是十分宽泛的。人们口头所说的“精神病”，多数情况下指的是丧失自知力（对自己的病情无法判断和辨认）、行为表现明显偏离常态、思想行动过分异常的患者。

其实，行为表现明显异常的精神疾病症状在所有的精神疾病症状中占的比例并不高，多数精神疾病症状仍然是以焦虑、抑郁等异常的情绪体验和并不是那么容易察觉的表现构成的，并不是所有的精神疾病患者都是明显的“与众不同”。恰恰相反，多数精神疾病患者在人群当中是默默无闻、不为常人所知，甚至是以“比正常人还像正常人”的状态生活着的。

在一些新闻报道当中，我们会看到“精神病人伤人、杀人”的事件。人们往往关注的是凶手身上的“头衔”，即罹患某类精神疾病的事实。这让大众容易将“精神疾病”与“危险”“失控”“伤害”联系在一起。

实际上并没有什么证据能够直接证明罹患精神心理疾病的人犯罪率高于普通人。甚至由于部分精神疾病患者部分社会功能受损、性格情绪退缩、行为表现内向胆小，反而更加没有能力、没有动机去伤人犯罪。多数患者在一般情况下，是胆小、善良、弱势的。

另外，大众还有一个对精神疾病常见的误解，那便是“精神病人杀人不犯法”。

这是由来已久的误解，法律上有对这部分情况的解释。

我国的刑法规定精神疾病患者在犯罪时如果没有自知力，完全不能辨认和控制自己行为，不负刑事责任，但会责令其家属或监护人进行严格监管和治疗。如果患者实施了严重伤害行为，危害到公共安全或其他公民的人身安全，则会由法院对其做出强制医疗的决定，直到其潜在的危险性解除为止。

对只是丧失了部分辨认和控制行为能力的精神疾病患者，仍然要追究刑事责任，但可以减轻处罚。

在犯罪期间精神状态正常、具备自知力的患者，则与常人承担相同的刑事责任。

所以，“精神病人杀人不犯法”这样的民间讹传，完全是片面的理解，属于断章取义的观点。

尽管也存在精神健全的不法分子利用此类法律规定妄图“钻空子”，但是目前对精神疾病司法鉴定的程序和系统已经十分健全和完善了，以后会越来越少见这种情况。

话说回来，精神疾病之所以会受人误解，引发争议，本质原因还是它的特殊性。

精神疾病不同于其他普通疾病。其他疾病看得见、摸得着，容易使人理解，也能够判断病情。而精神疾病病变的部位在大脑中枢神经系统的内部，属于十分隐秘和微观的病损。尽管也有一些研究报道发现精神疾病与肉眼可见的脑部病损有关联（如在研究中发现抑郁症患者的大脑海马区可能比健康人要小），也只是一部分的医学发现。

在更多层面上，精神疾病目前还不能够用医学仪器直接检测与诊断出来，需要通过患者外在的症状表现来收集诊断，其中就不免掺杂了一部分主观性，这给精神疾病的研究、攻克和医治增加了难度。

精神疾病是人脑的功能性紊乱现象。功能性与器质性相对，在医学上功能性病变指的是肉眼或显微镜看不到明显病损变化的疾病，而器质性病变则指肉眼或显微镜能够观测到病损的变化。

一般来说，精神疾病都是大脑的功能性病变。像前面刚刚提到的那样，目前还没有任何仪器能够直接检测出精神疾病的具体病变过程。

临床上只能通过患者的“外在表现”来诊断与医治。精神疾病具体的症状一般表现为在感知觉、思维、注意、记忆、情感、行为、意志、能力等精神活动上的不同程度、不同形式的异常。

真正罹患精神疾病的痛苦是常人难以想象的。精神疾病患者大多有不同程度的功能丧失，这样极容易导致患者在社会上成为弱势群体的一部分。

这并不怪患者本身，他们只是不幸罹患了疾病。

精神疾病患者的求学、工作、感情、成家、生子……这些对普通人只是平常的事，对精神疾病患者，很多都只是遥远的梦想。

举个真实的例子。

老李是一名患精神分裂症超过30年的病人，年轻的时候，有一次在街上因为琐事和人争吵起来，结果被人诬蔑为小偷，受了刺激，便发了病。从此进了医院，一住就是30多年……

全国各类精神疾病医院的封闭病房里，像老李生活了二三十年的病人并不算少见。

而短则三五个月、长则几年的病人更是不计其数。

这种现象存在的原因，一是的确某些精神疾病治疗的难度较大，经常复发，甚至患者没有在社会中正常生活的能力；二是部分患者给家庭带来了沉重负担，一些无计可施的家属只能长时间将患者“托管”在医院内，甚至有些患者已经没有或者联系不上直系亲属，只能通过社区或者政府的力量来长时间监管住院。

可能看起来脱离社会，长时间在病房里生活的这类患者比较“可怜”，然而，真实的情况是，有更多的重症患者甚至连这样的条件也不具备，他们或者是流落街头或社会各个角落，或者是被家属强行约束起来，比起在医院内有医生、护士的常规管理的患者，更加难堪落魄。

在所有的精神疾病当中，需要被强行诊治、被动监管的人群还是少数。多数的精神疾病，仍然是以情绪问题、思维认知部分紊乱，也就是看起来“没那么不正常”为主。

抑郁症就是典型。

多数抑郁症患者，自知力清晰，理智完整，有缜密的逻辑性和相对理性的判断。由于病症的特殊性，患者时常处于悲观、过度敏感、关注事物细节的状态，反而相比普通人在某方面更加敏锐，更加具有冷峻的理性、对事物的警觉、对危险的镇定，以及超乎寻常的冷静。

这给抑郁症患者带去了某些方面的“好处”，但是它毕竟属于疾病的范畴，在多数情况下，弊是大于利的。

精神疾病成因复杂，目前主流的观点是心理—社会—生物三因素共同作用的结果。即精神疾病的产生是生物遗传因素、个体心理认知因素、社会环境刺激三个原因共同导致的。

一般来说，精神疾病遗传因素的影响要大于后天因素，即在一个家族当中，如果有某种精神疾病的患者，其血缘亲人罹患精神疾病的概率就要高于普通人。这就是为什么在一些极端情况下，这一证据会被某些极端分子作为“精神疾病患者生育资格小于正常人”的话柄，例如二战时期臭名昭著的纳粹奉行“优生优育，种族清洗”的行事准则，残害了无数名罹患了精神疾病的人。这一屠杀事件，受到了全人类人道主义的谴责，被认定是典型的反人类行为。

不得不承认，精神疾病的确有遗传因素。在许多著名的罹患精神疾病的名人（例如海明威）家族中，出现精神疾病患者的比例要远高于平均水平。

但这不能作为“精神病人没有资格婚恋生育”的理由，精神疾病患者成家生子的问题，一直是学者和相关专家关心的话题。虽然精神疾病客观上存在遗传概率，也有许多患有精神疾病的人正常成家生子，也一样过得幸福，这个问题不能一概而论。

精神疾病患者同样有着生而为人的一切权利，不会因为疾病本身而丧失任何人格和人权方面的资格。由于精神疾病的客观遗传性，精神疾病非但不应该作为患者的“耻辱”，更应该成为患者受到尊重和理解的理由。精神疾病不代表任何品德、道德上的过失或缺陷，它只是一种普通的疾病，和身体的其他任何疾病一样。患者应该得到充分的理解、正确的看待、应有的治疗以及康复回归的可能。

除了生物学的遗传因素，心理和社会原因也是精神疾病发作的主要元凶。

心理指一个人的性格、思想、行为、认知方式等，一般来说，比较容易钻牛角尖、性格执拗、凡事追求尽善尽美的人，罹患精神疾病的概率要大一些。

这不代表精神疾病就是心眼小、想不开这么简单。我们平时说的心眼小、容易钻牛角尖的人易患精神疾病，就好比是爱喝酒的人更容易得肝癌一样。喝酒行为本身没有太大的问题，甚至那些嗜酒如命的人，许多也是健健康康、安然无恙的。只能说喝酒的人患肝癌的概率要大于不喝酒的人，不等同于喝酒行为就是绝对错误的。

许多偏执、遇事钻牛角尖的人，其争强好胜、凡事追求完美的特点，让其在生活中更能获得学业、工作上的成功。但是，这样的性格往往比那些无欲无求，或者大大咧咧、凡事不往心里去的性格更容易成为诱发精神疾病的“温床”。

性格方面仁者见仁，智者见智。我们没有办法判断更容易作为精神疾病“温床”的这类性格究竟是利大于弊，还是弊大于利。性格是不分好坏的，只是对精神疾病，这一类性格可能“更受欢迎”罢了。

除了宽泛的性格以外，一些专家总结过易患抑郁症的一类人的心理认知特点。这些特点总结下来都很相像，例如容易自责、非黑即白的二元思维、过度在意批评与挫折等等。

我们只能说性格和心理方面的因素，至多也只是精神疾病发作诱因当中的一个，而不是只要有此类性格和心理特征的人就一定会得精神疾病。

除了生物学的遗传因素、个体的性格心理特点之外，诱发精神疾病的一个主要因素就是社会事件的刺激。大多数精神疾病患者在发病前都曾有过不良的社会事件的刺激（当然也有并未有过明显社会刺激同样也罹患了精神疾病的患者）。

曾有一个概念叫作“扳机效应”，指的是精神疾病的发病就像是扣下了扳机的手枪一样。患者自身携带的生物基因就像是枪中的子弹，一定模式的性格和心理特征就像是一把手枪的模型和结构，而不良的社会刺激源就是扣下扳机的手指。

这个比喻很形象。当合适的子弹（患者携带的生物基因），遇见合适的枪（一定模式的心理、性格），便存在擦枪走火的风险。这个时候如果小心注意，不去触碰扳机，那么子弹只是子弹，不会导致开火。即在没有遇到不良的社会性刺激时，潜在的风险不会成为可能，也就杜绝了病发的可能。

子弹、枪、扳机，就像是基因、心理、社会，三个因素缺一不可，共同导致了精神疾病的产生。

精神疾病是一个复杂的，背后成因非单一性的疾病。只去片面强调某个单一因素、忽略其他因素，都是不对的。

总之，精神疾病是一种内在有着生理系统紊乱、外在有着异常精神表现的特殊疾病。它不同于普通的心理问题，但是与心理问题有着千丝万缕的联系。

③ 沉重的灾难史：精神疾病的历史

这一节，我们讲一下精神疾病的历史。

精神疾病的发展历史是一部沉重的、悲壮的、人类与无知和愚昧不断进行斗争的历史。

在这段历史当中，人类为自己的无知和愚昧付出了血淋淋的、天大的代价。

最早要追溯到考古学对精神疾病最早记录的发现。数千年前，在一些地域的文献记载当中，发现了人类关注到精神疾病现象的最早痕迹。当时大多是以符号、图腾，以及带有古老神秘色彩的记录形式来表达精神疾病。

例如，患者的大脑发疯，古代人认为是魔鬼作祟，魔鬼寄居在患者的体内，才导致了患者精神活动失常。甚至，这一看法持续到了公元前500年，或者更晚的时候。

最早“治疗”精神疾病的方法是“环钻术”，即在患者的头顶凿出一个核桃大的窟窿，以便让附身的魔鬼从患者的头颅内逃出，期望以此来驱除疾病。

除了“环钻术”以外，人们还发明了各种各样令人匪夷所思的“治疗”方法，包括“驱魔术”“放血疗法”“旋转术”“关禁闭”“鞭挞疗法”等等。

“放血疗法”，即在患者的大腿、胳膊上划破口子，放掉大量鲜血。因为根据说法，“疯病”是体内的血过热导致，放血能够达到冷却血管、平衡体液、治疗疯病的效果。这种方法极不人道，让患者白白受了折磨。

“旋转术”，即将患者绑在能够旋转的座椅上面，不停地旋转，最后使患者安静、不再喧闹。

“关禁闭”，即让精神疾病患者与罪犯受到同等待遇，用小黑屋、锁链将患者束缚捆绑起来，等等。

“鞭挞疗法”，即人们认为精神疾病是由患者的罪孽而产生，对患者鞭打可以减轻其罪孽，从而期望精神疾病得到好转。

此外，还有各种各样骇人听闻、千奇百怪的观点和“治疗”方法，无一不显示了人们对精神疾病的无力与无知。

这些在今天看来极不人道的方法，在当时却没有人怀疑。

在昏暗、愚昧的年代里，不知有多少患者因为这些无知、愚蠢的方式而惨受折磨，甚至直接致死。那是令人扼腕愤怒的黑暗年代。

这里不得不提一下，根据记载，在中世纪的时候，有一些牧师通过鞭打自己来证明对上帝的忠诚，以及洗刷自身的罪孽。

这种行为在今天分析看来，很大程度上可以判断是这些牧师罹患了抑郁症，在“自罪妄想”的驱使下，采取的极端行为。

我们知道抑郁症往往有自责、内疚的表现，而“自罪妄想”则是抑郁症发展到重度之后最为严重的症状之一。患者会无理由地认为自己罪大恶极，对不起所有人，甚至应该去死。这是远远超出正常的自我反省与批评范围的病态表现。

在愚昧的中世纪，又有谁知悉与理解患者的真实处境呢？

折磨自己的病举，却有可能被谬赞为人类自我批判的高尚美德。

有不少牧师甚至就这样活生生地将自己鞭打至死。

时间来到了近代，随着科学尤其是医学的发展，人们逐渐意识到精神疾病或许不是因为魔鬼或者邪灵作祟，而是和生理上的疾病一样，属于人体疾病的一种。

这一看法和观念的改变是划时代性的，具有进步意义的。

即便这样，人们对精神疾病还是无能为力，没有太好的治疗方法。

如近现代著名的，同时也是“臭名昭著”的治疗精神疾病的方法，即“脑白质切除术”。这一手术是由葡萄牙医学教授安东尼奥·埃加斯·莫尼兹发明的，通过切除精神疾病患者大脑前额叶的脑白质部分来治疗精神疾病，大多数患者经治疗，变得性格安静、不再吵闹，从某个角度来看的确是病情得到了控制。

然而，后来却更多地发现，病人在被切除了脑白质后，虽然变得安静、“疯癫”的症状消失，同时也容易变得木讷、僵硬、幼稚，因为这样的副作用过多，手术逐渐被禁止。

这个手术刚推行的时候，是风靡一时的。甚至，发明者莫尼兹还因此荣获了 1949 年的诺贝尔生理学或医学奖。

后来有人说，这是诺贝尔奖最大的耻辱，是诺贝尔奖史上最黑暗的时刻。

这种方法，只不过是将一个“疯子”变成了一个“傻子”。

我们不得不承认，虽然这样的手术有着不可估量的弊端和潜在风险，但是和过去的驱魔、祈求上帝保佑相比起来，仍然算是历史的进步。

随着科学的发展，人们对精神疾病的认识在逐渐进步。目前，精神疾病的诊断和评定标准，也有了相对客观和严格的体系。

国内常用的精神疾病诊断标准有三套，分别是 CCMD（中国精神障碍分类与诊断标准）、ICD（国际疾病分类）和 DSM（《精神障碍诊断与统计手册》）。

三套体系和标准略有差异，但基本概念没有相差太多。

在精神疾病的谱系当中，抑郁症只占很小比例，此外还有几十种分类明确的精神疾病，包括精神分裂症、双相情感障碍、焦虑障碍、强迫相关障碍、进食障碍、睡眠障碍、人格障碍、神经发育障碍、分离障碍、创伤应激障碍、物质成瘾等等。每一种精神疾病，都有着自己独特的病理结构，以及相应的症状表现。

无论哪一种类型的精神疾病，我们现在都只是根据现象来推测和诊断，根据疾病的不同外在表现进行分类。

有些人可能会说，为什么不弄一个探测的仪器，能够像检测肿瘤那样将精神疾病检测出来？

这个问题到现在也是世界医学难题，和肿瘤以及其他身体疾病比起来，精神疾病的病损处实在是太微观了，按照目前的科学水平，难以用仪器直接探测。

既然不能像拍片子一样直接探测，又是如何诊断疾病，给疾病分类的呢？

这里就要提到一个伟大的人——德国著名精神病学家克雷佩林。

克雷佩林出生于1856年，巧的是他和心理学精神分析流派的创始人弗洛伊德出生于同一年。弗洛伊德用潜意识冲突理论来探索人类的精神领域，而克雷佩林则站在严谨客观的科学立场来研究精神疾病。

克雷佩林所在的时代，医疗技术比今天更加落后，精神疾病又看不见、摸不着，克雷佩林是怎么进行研究的呢？

这是一项考验耐心与情怀的艰苦工作。

他从科学的角度出发，坚信精神疾病与其他疾病一样，是一种客观的、有规律可循的生物学现象，可以从疾病自身的角度天然地进行分类。

导致精神疾病的大脑病损处不能直接被观测到，克雷佩林通过现象记录，从繁杂的病症表现中进行总结和分类，在大量的样本和数据中进行枯燥的工作，最后摸索到客观的规律。

这相当于一台计算机的硬件出了故障，在寻找故障原因的时候碍于条件所限，不能直接拆机查看。只能不断地进行软件测试，在过程中不断产生问题、记录问题，直至将所有的问题故障总结出来，从中寻找规律，来推断硬件的损害。

时间来到了20世纪，英国控制论学者、同时也是精神科医生和病理学家的罗斯·艾什比提出了人脑“黑箱”学说。

所谓的“黑箱”指的是一种我们不知道其内部构造、而只能通过输入结果和输出结果来间接研究的未知系统。

艾什比相信所有的人类精神现象都在大脑中有对应的物理基础，但由于大脑内部构造实在太过复杂，所以我们也只能以“输入—系统—输出”的方式来研究“人脑黑箱”。

而这恰恰正呼应着前辈克雷佩林的工作。

这项工作是不容易的，既需要天才般的能力，也需要老牛般的勤恳，克雷佩林成为开创这个先河的人。在一个只能用现象学来观摩的未知领域中，克雷佩林奠定了早期精神病学临床诊断分类的基础。

转眼一个多世纪过去了，克雷佩林对精神疾病的科学分类法仍然在临床当中广泛使用，至今还被众多教科书收录参考。

初步的诊断有了，如何进行真正的科学治疗呢？历史上第一个治疗精神疾病的合成药物很有意思。它叫作异烟肼，1952 年刚开始研发的时候，本来是治疗肺结核的。结果在使用过程中，发现它居然还能够改善抑郁患者的不良心境，这在当时是一个振奋人心的偶然发现。

异烟肼的故事还没落幕，紧接着，又一个叫作氯丙嗪的主角登场了。同样有趣的是，氯丙嗪的研发本来是为了治疗疟疾，结果又误打误撞，发现它可以治疗精神病的重性症状。

这是一个划时代的发现，氯丙嗪的横空出世，让它登上了时代的舞台，被人们誉为精神科的青霉素！

后来，站在历史的偶然收获之上，人类继续钻研和实验，开发出了不同种类、不断迭代的各类药物。

从第一代的精神药物诞生至今，也不过是短短 70 余年的时间。

70 余年前，人们对精神疾病的科学治疗还是束手无策；70 余年后，或许人类已经攻克了精神疾病。而在今天这个历史节点上，我们是真正的亲历者和见证者。

④ 心理健康：幸运的宠儿

没有人不希望自己身体健康，尤其是已经失去健康的人，对健康的重要性更是感受深刻。

今天说到的健康，却是和身体健康略有出入，或者说本来就是一码事，但是由于它特殊的性质，人们对它的印象往往很抽象。

这就是心理健康。

心理健康不同于身体健康，它看不见、摸不着，却同身体健康一样，客观存在、对人影响深远。甚至，心理健康的重要性还要超过一般意义上的身体健康。

首先我们来看一下健康的内涵。

传统的健康观是“没有疾病即健康”，包括身体各器官良好，身体发育正常，各系统有健全良好的生理功能，有一定的运动及劳动能力，免疫功能良好，能对一般的疾病、生理刺激以及各类致病因素有较好的抵抗功能。

现代的健康观是“整体健康”，即身与心都得到良好的适应、发展，以及保持健康状态。

世界卫生组织曾提出，一个人的健康不仅是躯体没有疾病，还要具备心理健康和良好的社会适应功能。总体上包括躯体健康、心理健康、社会能力健康、环境健康等等。

心理健康是指一个人心理的各个方面都处于良好或正常的状态。包括性格完好、智力正常、认知正确、情感适当、意志合理、态度积极、行为恰当、适应良好等。

随着社会压力日益增大，人们的心理健康或多或少都会受到影响。

真正严格意义上的心理健康者，反而成了少数。

话虽如此，在人群中，罹患各类精神心理疾病的人还是少数，大多数人在严格意义下属于“心理亚健康者”，但还是处于心理状态能够基本适应环境的水平。

之前两节提到了心理问题与精神疾病，并且分别阐述了它们各自的定义与内涵。

我们不妨站在心理健康的角度上，来看待心理问题与精神疾病之间的区别。

心理问题指一个人的心理功能状态在一定条件下出

现了失衡、不协调的情况，属于心理正常的范畴。大多数是暂时性或者阶段性的，不会进一步发展为更严重的问题。尽管可能给个人的学习、工作、社交带来一定影响，但基本上不会有严重的障碍。

精神疾病则不一样。精神疾病涉及大脑中枢神经系统的功能性病变，给一个人带来的影响是巨大、深远的。通常罹患精神疾病的人，生活会出现大大小小的适应障碍。严重者会彻底失去正常生活的能力。精神疾病涉及大脑内部生物化学水平的紊乱，而心理问题不会出现这种情况。精神疾病是严格意义上的一种病症，心理问题则是一个阶段性、过渡性的障碍问题。

很多人关心心理问题是否会导致精神疾病。心理问题是后天性的问题，是一个人在生活、工作、学业当中遇到挫折及轻微适应障碍时出现的应激反应。心理问题基本不涉及先天性的基因因素，尽管天生有某些性格的人更容易出现心理问题，但不是心理问题的必要条件。心理问题的产生，主要还是后天性的社会适应导致。

精神疾病则不然。精神疾病最主要的致病因素之一，仍是先天的家族性因素。不是所有的精神疾病患者都存在家族性的遗传问题，但那些家族中存在精神疾病患者的人，罹患精神疾病的概率的确是大大高于常人的。

基因问题不一定涉及遗传因素，人类的基因是极其复杂的事物，在一个人受精发育的过程中，可能会出现诸如基因突变、病毒感染、其他疾病的并发症等一系列可能。基因涉及的范围很广，以人类现有的水平，还不足以彻底弄清精神疾病基因的本质。

在精神疾病的发生中，生物原因固然重要，个体的心理因素以及后天性的社会刺激也是尤为重要的因素。

除了少数无社会刺激源性的精神疾病以外，绝大多数的精神疾病发作之前，都有不良的社会性刺激。

之前提到过心理性格方面的因素对精神疾病发生的影响，的确某些性格更容易罹患精神疾病。除了性格心理的原因之外（其实性格心理的形成很大程度上也是由生物以及早年家庭养育环境所构成，这个下文会提到），另一重要的诱因便是社会事件的刺激。

在上一节中，提到了一名年轻时罹患了精神分裂症的病人老李，他在发病之前受到了不良的社会刺激（与人争吵，被污蔑为小偷游街示众），这一刺激直接导致了精神疾病的发作。

许多患者在精神疾病发作之前或多或少遭遇了负性的社会刺激。有的是工作事业受挫，有的是恋爱情场失意，有的是遭受校园霸凌、职场霸凌，还有的是亲人离世、突如其来的天灾人祸（车祸、自然意外伤害、其他严重疾病）等等，这些都可能成为精神疾病发病的刺激源。

对于心理问题是否会发展为精神疾病这个问题，要客观、立体地看待。一般情况下，心理问题与精神疾病是完全不同的两种事物，心理问题不会直接导致精神疾病，但是存在心理问题的人，罹患精神疾病的可能性大大超过了心理健康者。

心理问题多是阶段性、暂时性、有限性的，在一定时间、一定条件下可恢复正常。只有少部分心理问题者可能一直处于社会适应不良、情绪存在困扰的状态，这个时候，如果不加以进一步的调节和干预，任由心理问题持续甚至加重，则罹患精神疾病的风险会大大提高。

二者的关系可以举例说明。

心理问题就像是身体上出现的一些小的病痛或症状，对人的影响有限，但是也造成了一定程度的健康困扰。精神疾病则像是身体上出现的癌症、糖尿病、心脑血管疾病等等，比起身体上的小毛病要严重和致命得多，任何人都有可能由于各种原因而发病。但是平时身体健康、生活规律、饮食作息合理的人，比之那些身体上本就有些病症、平时也不注意保养的人，出现上述疾病的概率要低得多。

如果拿肺病举例子，心理健康者就好比是肺部健康、无任何疾病症状的人，心理问题者就像是有小的肺部炎症，或者平时就吸烟成瘾、生活习惯糟糕的人，而心理精神疾病患者，则是肺癌的罹患者。

那么心理健康究竟是自我努力的结果，还是幸运的产物呢？

本书的观点是，随机幸运的成分大过个人努力的成果。

心理健康表面看起来似乎是生活习惯健康、思想积极、性格阳光、情绪调节良好的结果，如果从深层面的本质剖析，会发现，心理健康其实极大地受到了先天遗传和后天早年养育环境的双重影响，前文已经分析过了先天基因对性格和心理特征的影响。一个人出生的时候，大脑的神经结构就已经形成（性格的四气质类型说便是根据人不同的神经倾向性进行的划分）。

俗话说："江山易改，本性难移。""三岁看大，七岁看老"。在遗传和教养的决定下，个体的心理倾向性已经基本定格成形，后天固然有努力可以改变的部分，但已经是在一定的条件之下了。

这么说并不是悲观地认为一个人的一切都是注定好的，只是从本质上客观分析，对心理健康者而言，的确是幸运成分大过个人的努力。

倘若你先天禀赋较好，早年成长环境合适，一路走来正常、顺利，思想积极，性格良好，那么恭喜你，你已经握有了很好的运气。

那些先天和早年本就遭遇了不良环境的个体，很多时候并不是主观上不努力而出现了糟糕的心理状态，而只是欠缺了一些运气。

心理学家阿德勒说："幸运的人用童年治愈一生，不幸的人用一生治愈童年。"

这话将一个人的早年、后天，运气、努力，以及什么是属于自己的责任，什么是无法控制的运气，说得极为辩证。

本书尝试从与其他主流观点并不相同的角度去切入，真正以一种剖析真相、探究本质的做法去阐释抑郁症，以及与之相关的精神疾病范畴，但不代表本书是以一种悲观、消极、无力的态度去看待精神疾病。相反，对精神疾病的正视与剖析，对其本质的洞察和分析，恰恰是战胜它的关键！

所谓知己知彼，百战不殆。我们绝不会为了自己想看到的事物而忽略一部分的事物真相，而恰恰是要洞察一切真相，真正地、不盲目地为我们的人生去负责任。

站在这个角度上，一味地忽视客观因素、置事实于罔闻的盲目乐观主义，都是无知与肤浅的。

例如一些高喊着“要成功”“要为自己人生尽到所有责任”“人活着，就要为自己负起100%的责任”“一切结果都是自己造就的”等观点，都是较为片面的，只是一味聒噪地强调人的自由与责任，却没有看到背后的本质。

一个人的心理素质看起来是自己造就的。如果仔细分析，会发现其中涉及许多复杂、深刻的因素，先天的基因在决定大脑生理的神经基础，后天的早期家庭和环境的经历也不是自己可以掌控的，在诸多因素“夹击”之下，个体能够做的，又有多少呢？

我们绝不否认努力的重要性，甚至认为，一个人完全可以通过自己的努力，去改变能够改变的部分。

只是在本质、客观的分析下，我们需要承认个体的成长中，掺杂了太多外界的影响。这种影响本身早已是个体的一部分，而个体的努力，是有条件、有制约的。

有的人可能会说，心理健康，难道不是自己调节出来的吗？甚至，有些“站着说话不腰疼”的人认为倘若有人心理不健康，那一定是自己的问题。所有的心理健康，都是靠自己的努力得来的。

倘若真的有这样的人（事实上这样的人应该也不在少数），只能说明他们是幸运者，从来没有体验过心理不健康者的痛苦，就像没有离开过水的鱼，无法理解缺水时的痛苦一样。甚至，他们认为那些缺少他们拥有着的东西的人，是要怪罪于自己的不努力。

这是误解和谬见。

像这样的误解和谬见，几乎充斥着精神健康领域的所有方面。

过去人们常常认为那些无法承受压力的人，是脆弱的，弱小的。事实的真相却是，每个人的情况不同，心理素质对人类来说，并不是平均分配的。

表面看起来承受不了压力的人，很可能在内心里已经承受了很多了，如果压力能用数学表示的话，一个人所承受的压力，不在于外界数字的多少，而在于内心承受了多少压力，担当了多少责任。

一个看起来抗压能力不行、遇事就垮的人，很可能比一个看起来能够承受挫折、抗压能力极好的人要坚强和痛苦得多。

这种说法可能不同于一些主流的观点，却是事实。大多数的心理书只是教你如何“承担责任”，本书却想方设法地告诉你如何“推卸责任”。不去为自己不该承担的责任去负责、自疚，本身就是一种明智，是一种真正的、成熟的、脱去了虚假外衣的诚恳负责。

这一节的宗旨不在于告诉你一个人是没有办法为自己的心理状况，尤其是心理健康部分负责的，而是要澄清什么是心理健康，以及心理健康背后的本质原因，告诉人们要厘清主客体之间的边界，明白人类面临的种种局限，而不是一味地教人们逃避责任，将命运的解释与主动权彻底拱手相让。

看清事物的边界，明白责任与非责任的区别，为该负责的负责，坦然面对不该负责的，积极解决问题，面对现实，才是正确的做法。

第三章　形形色色的困惑：抑郁路上的奇怪问题

在抑郁的路上，患者遇到的形形色色的问题与困惑

❶ 我们是懒和不思进取吗？

真正罹患抑郁症的人，会在疾病的折磨和异常不适的状态下，失去对正常生活的兴趣，曾经的许多爱好和习惯都变得不再感兴趣。

在外人看来，似乎是患者变懒了。实际是患者内在的动力丧失了，没有热情和兴趣再去追求很多东西。

现代的医学、科学大为进步，已经能够还抑郁症患

者很多“清白”，正确认识到这是疾病的不良表现，而非简单的意志问题。但是仍然有大量患者处于“遭受误解”的境地。未来要做的关于精神科普方面的工作还有很多很多，任重而道远！

现在如此，以前更是无法想象了。人们对抑郁症一无所知的时候，那些患了病的人，既不知道自己得了什么病，又在这种“怪病”的影响下失去工作、学习，甚至是生活的动力和兴趣，在他人看来，不就是表面上的“懒”“不思进取”“颓废”“堕落”吗？

许多看起来懒惰、不求上进的人，其实是隐藏着的抑郁症患者。只是因为大家不了解这种病，将他们简单地归结为思想、意志上的问题。

而有些抑郁症患者非但不是“不求上进”，因为其要强的性格，以及在疾病的折磨下激发出的斗志，比常人在心中更加不服输、努力、用劲。

这也是很多孩子轻生之后，人们感到困惑之处：一个好好的孩子，明明学习这么优秀，各方面都很不错，怎么就得了抑郁症而选择轻生呢？会不会是压力太大了，才走了极端？

人们看不见的是，在这样的事例背后，往往看起来优秀、努力的孩子已经撑了很长时间。外人们不了解的是，他们的真实情况，是心理上的“油尽灯枯”，在外人没有察觉的情况下，已经独自走过了很多“黑暗”的路。最后的崩溃和爆发，只不过是长时间积累的量变之后的瞬间质变罢了。

抑郁症患者的“懒”“不求上进”“不思进取”，一般只是症状的表现。虽然看起来都是消极、懈怠，但是与真正的“懒”，是有本质区别的。

患者在患病之后，一般会表现为对事物失去兴趣、动力，内心并不是真的不想动，而是感觉动不了，十分艰难，有劲使不出，提不起来兴致。

这个时候的患者，会感觉对什么都没有兴趣，做什么都没有意思。强打着精神去逼迫自己做没有动力做的事情，大家都知道是极其困难的，明明是“没有劲动”，却被当成了“懒得动”“不想动”。

心理上的“懒”“不想动”，和生理上的“没劲”“动不了”是两件不同的事，只是太容易混淆了！

患者是“哑巴吃黄连、有苦说不出”，非常无奈，也令人慨叹。

不仅仅是他人，患者本人往往也难以分清“懒”和“病”之间的区别。他们会怀疑自己、怀疑人生，也常常容易陷入自责和内疚当中。

真正的懒人不会内疚。那些不思进取的人，更多是心安理得的。他们选择了“懒”与“不求上进”，往往是回避吃苦、不想吃苦，而抑郁症患者没有选择，他们并不是不想，而是不行、不能。

所以简单地认为抑郁症患者“懒”“不思进取”“不求上进”“不能吃苦”“消极”，实在是过分曲解了抑郁症的真相！

❷ 感觉能力变差，脑子变蠢？

认知缓慢、思维变钝——这是抑郁症的核心症状之一。

抑郁症对人的危害，除了心情不好、丧失动力与兴趣之外，还有一点是极其折磨人的，那便是“脑子的变笨、能力的丧失”。

抑郁症是一种很复杂的精神心理疾病，它绝不仅仅是让一个人精神状态变差，真正折磨人的，是对一个人能力的剥夺，让患者丧失了原本拥有的能力。

也就是说，能力的减退是抑郁症这个恶魔对患者最大的折磨之一。

许多患者会感觉自己什么事都不会做了。脑子变得很笨，思维很缓慢，想什么事都想不清楚，脑子像涂了一层“糨糊”一样，智商和才能都受到了严重阻碍。

很有意思的是，往往抑郁症找上的都是比较聪明、思维和脑子比较敏捷的人，这样就显得意外和讽刺：自己明明是个聪明、脑子好使的人，怎么就突然变得这么笨了？自己像个傻子一样，脑子也转不动了。

除了这些以外，患者的注意力、做事能力都会低下和减退。

往常能看进去的书，现在集中不了注意力去阅读了；以前能顺利完成的工作，现在干起来觉得费力、艰难；以前毫不费劲、轻轻松松就能做的家务活，现在觉得困难无比，不知道从哪里下手；以前在人际社交中，会讲话、反应迅速，别人都觉得自己是个聪明伶俐、反应敏捷的人，现在像个多余的人一样，不知道怎么开口讲话，也不知道该怎么和人打交道了……

常人或许很难理解，为什么一个好端端的人突然就这个也不会，那个也不会做了呢？如人饮水，冷暖自知。鲁迅说：“人类的悲欢并不相通。”正是如此。

曾经有一位罹患过抑郁症的名人这样慨叹过：“我至今不相信从来没有患过抑郁症的人是能够理解这种病的！”

从来没有丧失过某种宝贝的人，不能真正体会到这个宝贝的难得与珍贵！

抑郁症正是如此。那些在平时，或者在普通人看来简简单单、不算什么的精神功能，一旦被剥夺了，就立马能体会得到拥有健康的状态、舒适的身心是多么可贵的！

除此之外，患者常容易出现“性格”和认知的改变，这里的改变并不是不可逆的、永久的变化，而是在抑郁症的影响之下，患者的情绪、认知、感受都大大地改变了，患者的情绪会比平时更加低落，“性格”会比平时更加内向、羞涩、压抑、容易紧张，认知会消极、悲观，经常陷入自责、内疚、悔恨，也时常能想起很多不好的事情，比如看到什么就会产生消极的观点，能够回忆起来很长时间以前的小事（负面的、不好的），容易为生活中的事情而敏感、不安。

患者像是换了一个人一样，整个人像是被玻璃罩，或者一层朦胧的纱布包围住，看不清外面的世界，也很难将自己的真实感受传递出去。这是一种难受、极度不适、让人感到窒息和痛苦的可怕状态。

很多患者甚至连生活中最基本的小事都无法去做，例如洗脸、刷牙、洗澡。患者会感觉浑身一点劲都没有，做事的能力和兴致大打折扣，那是一种可怕的状态，感觉自己成了一个废人，这也不会、那也不会了。

一些本来很优秀、做事能力很强的人，在患了抑郁症之后，感觉工作也难以维持，许多平时熟练、拿手的工作也似乎变得不会了，能力严重受损，曾经的才能、业务能力感觉都消失了，这让人十分难受与痛苦。

那些成绩优异、学习能力强的学生在患了抑郁症之后，往往变得学习吃力，记忆力和注意力变得很差，平时会做的题不会做了，能想明白的问题想起来很吃力。这无疑是巨大的打击和危害。

还有一些在社交场合很活跃，擅长与人打交道的人，在患了抑郁症之后，变得能力低下、力不从心，曾经擅长的事变得不再擅长，有些甚至出现了社交恐惧，在社交场合感到难受、痛苦。社交再也不是一件轻松和愉悦的事，而是变成了苦差和负担。

患者通常情绪敏感，对事物和刺激反应过度感受强烈，难以理性处理事情。在情绪异常敏感或不适的状态下，做事难以持续，即使勉强应付了，也感觉达不到自己的要求，感觉自己“又蠢又笨”。

这些是病症的折磨，不是患者真的能力低下。这点一定要说清楚。

就像一个腿骨折的人，让他再去行走和奔跑，显然是吃力和难以为继的。大脑神经系统的疾病也是如此，人的精神功能来源于大脑神经的协调和平衡，如果神经内部失调和紊乱，对外的精神功能势必要受到影响。

并不是每个抑郁症患者都会如此。抑郁症是一种复杂的疾病，每个人的情况都不同。曾经有很多罹患了抑郁症的名人，甚至是伟人，他们在一生之中仍然做出了不菲的成就，取得了骄人的成绩。

例如英国著名首相丘吉尔，自曝有严重的抑郁障碍。将抑郁症比喻为“黑狗”，也是丘吉尔的“原创”。如果大家了解丘吉尔的话，会知道这是一个相当厉害的人。他带领英国赢得了二战，曾经被评为“英国最伟大的人”，甚至还是1953年诺贝尔文学奖的得主。

丘吉尔的能力自然不在话下。他处理的政治、军事，以及国内外复杂的经济、组织管理事务，是一般人难以完成的，这需要巨大的勇气和出众的才干。

我们不禁有一个疑虑：作为抑郁症患者，能力应该受到限制和影响才对，怎么丘吉尔能做出这么多的大事？

对此只能有一个解释：在丘吉尔工作期间，抑郁症并没有影响他的能力。

可能是丘吉尔早年罹患抑郁症，后来缓解了；或者出现过较长时间的缓解期，在缓解期其没有出现能力上的损害；也或者是丘吉尔罹患抑郁症的时间很晚，是他做出那些不朽的成就和事业之后才患上，干出那些大事时并没有受到精神功能损害的影响；甚至有一种可能性，丘吉尔并没有真正患抑郁症，只是在某段时间出现了抑郁的体验和状态，没有出现真正的生理上的病症。

抑郁症是一种很复杂的疾病，不排除某些抑郁症患者只是单方面表现出某种症状，另外一些患者则是集中体现为另外一种症状，每个人的核心症状不同。

许多患者说，自己在得了抑郁症之后，有一段时间是好的，另外一段时间则变得很糟糕。许多患者会错误地认为，“好”的时间要归功于自己的调节和努力，而“坏”和“糟糕”的时候，则是要怪罪自己没有好好“努力”，或者那段时间“缺乏意志”。

这样的认识有问题。抑郁症是一种可能会自愈，以及周期性、阶段性爆发的病症。抑郁症患者可能会感觉一段时间好了，另外一段时间又不太好，这是因为抑郁症有“发病期”和“缓解期”。在缓解期中，患者的病情会相对轻很多，甚至会觉得这段时间“没有病”，形成已经康复或者从未患病的错觉。

而在“发病期”，又会陷入曾经糟糕的境地，如此周而复始，这是抑郁症的一个特点。

至于发病期和缓解期的触发时间和触发点，目前尚不是十分明确。已知的因素可能有季节（很多人到了某个季节就会好一些，而在另外一个季节比较严重；也有人在换季的时候感觉十分糟糕等等）、内分泌的情况、生活环境的改变、生活事件的发生等。

抑郁症终归是大脑的器质性病变，即使是伟人，面对抑郁症这般“铁证如山”的客观疾病，也不能够去简单克服。这就像一个人不能够拎着自己的头发而将自己提起来一样，抑郁症不属于简单的思想道德意志上的问题，只要是人，都不会超越自然的规律。抑郁症是一种真实客观的疾病，并不会因为某人特殊而区别对待。

❸ 网上的言论你敢信吗?

现在关于抑郁症，网上什么样的观点、建议都有，令人啼笑皆非。

只说说网上常能见到的。

“抑郁症根本不需要打针吃药，通过自己的调整就能康复……”

“抑郁症是一种心病，只能通过心药来医……”

“抑郁症可以通过运动的方式痊愈，每名患者都能做到……”

“抑郁症是一种负能量，需要积极地调整才能走出来……”

“我曾经患过抑郁症，没有依靠医学的帮助，通过×××的方式好了……”

乍看上去似乎没什么，如果用心分析，会发现有很大问题。

凡是疾病都存在自愈或通过其他非医疗手段获得康复的可能。

然而，这绝对是少数情况。大多数罹患疾病的患者没有这么幸运。在网上我们所能看到的他人分享的形形色色的方法，并不具有普遍性。

所谓“我曾经患过抑郁症，但是通过自己的方式痊愈了”，其中一部分人并没有罹患真正的抑郁症。他们只是混淆了抑郁状态与抑郁症之间的差别，抑郁状态是一种长时间的心情低落、兴趣减退，和抑郁症的症状很相像，但是它与抑郁症毕竟是两种完全不同的事物。

如果一个人只是在一段时间内出现了抑郁状态，后来调整了过来，并不算作抑郁症的康复。

不排除有真正罹患抑郁症的人，的确通过非医疗的方式好转和治愈，但这只是少数。凡是疾病都存在自愈的可能，就算是诸如癌症之类的疾病，也不排除自愈或出现其他医学奇迹的可能。

抑郁症与其他生理上的疾病一致，并不是因为它属于“心灵疾病”就要比其他身体疾病更容易自愈。

许多患者看到别人发出这样的“分享”和言论，会被“带跑偏”，去效仿那些形形色色的方法，而不进行常规的医学治疗。当自己运用别人分享的经验和方法没有获得好转时，往往会更加挫败和无助。

他人关于抑郁症的经历、观点、建议只能作为自己的参考，具体情况还是要进行有针对性的、具体的、个性化的认识和解决。

我们再次以《精神障碍诊疗规范（2020年版）》为参考，看一下关键的概述：

> 抑郁障碍单次发作至少持续2周以上，有反复发作的可能。
>
> 经过规范治疗多数患者的病情可以缓解，部分可有残留症状或趋向慢性化，造成病程迁延。
>
> 患者可存在严重的社会功能损害。
>
> 在整个临床相中，不应出现符合躁狂、轻躁狂

发作诊断标准的症状群，一旦出现，应诊断为双相障碍。

ICD−10 中抑郁障碍包括：抑郁发作、复发性抑郁障碍、持续性心境障碍（包括恶劣心境）等。

抑郁障碍多数为急性或亚急性起病，平均发病年龄为 20～30 岁，几乎每个年龄段都有罹患抑郁障碍的可能，女性多于男性（1.5∶1～2∶1）。

单次抑郁发作的平均病程约为 16 周，发作后痊愈平均需要 20 周左右。若不治疗，病程一般会持续 6 个月或更久。

经过抗抑郁治疗，大部分患者的抑郁症状会缓解。

首次抑郁发作缓解后约 15%～50% 的患者不再复发。第 3 次以上发作，治疗缓解后未接受维持治疗的患者，复发风险几乎是 100%。

抑郁症状缓解后，患者一般可恢复到病前功能水平，但有 20%～35% 的患者会有残留症状，社会功能受损。

所以，抑郁症一定要及早发现和治疗，不可因为侥幸心理而将病程拉长。医学奇迹是有可能出现，但从总体来看，进行常规的治疗利大于弊。

④ 给抑郁症患者1000万元，他（她）能不能好？

网上有这样一个有意思的问题：

给一名抑郁症患者1000万元，他（她）能不能好起来？

提出这个问题的人，似乎觉得抑郁症患者之所以患病，或许是因为生活上的困难。

生活中的事情是极其重要的，这点没错。很多抑郁症患者是受了生活当中负性事件的刺激而发病，这点也没错。然而，在患者患病之后，给他（她）足够的金钱，足以使他（她）好转起来吗？

未必！

突然破产、失业，经济条件的窘迫，贫穷导致生活上的困难等，都可以归结为经济或金钱的因素，经济上的原因可以导致抑郁症的发生，成为发病的刺激源。

抑郁症作为一种严格的疾病，刺激源只是其中的因素之一。一个人一旦发病，就不再仅仅是简单的生活中的问题，而是生理和疾病，不会轻易因环境和条件的改变而治愈。

这个问题的答案一目了然。

反过来说，真的给一名抑郁症患者1000万元的现金，难道对他（她）就一点帮助也没有吗？

这肯定也是不对的！

抑郁症对一个人的影响是巨大的，工作、学习、生活都会受到损害，患者不仅要克服来自疾病的折磨，而且要承受疾病给生活带来的困扰和负担。

抑郁症会严重影响一个人的经济状况。

抑郁症的治疗需要花费大量的时间和金钱，在患病期，患者失去了部分甚至是全部的劳动和工作能力，很多患者不得不长时间请假或辞职，没有收入来源，患者的生活和家庭也容易陷入困顿。

给抑郁症患者1000万元的话，虽然不能使患者的病立马好转，至少解决了燃眉之急。患者可以不用为经济而烦恼，虽然罹患抑郁症的基本事实还存在，至少能够安心地治病，不会再为自己暂时失去了劳动能力而痛苦不安，也不会为自己患病给家庭带来的负担而自责与难过。

在足够的经济基础的支持之下，看病和买药不会造成生活的困顿，这样对疾病的康复和生活的正常进行都有了极大的保障，不能说不是巨大的支持和帮助。

这个问题，要辩证、全面地看。

再比如，给一名骨折，或腰酸背痛、皮肤病、阑尾炎患者 1000 万元的现金，他（她）能不能直接好起来？

答案显然是不可能的。

但这笔钱虽然不能使这名患者痊愈，却可以让这个人在面对疾病的时候更好地抵御危害，有足够的经济支撑去看病，治疗的路上至少不必为经济额外担忧，这就相比那些在疾病的困扰之下还要面对生活琐碎、经济窘迫的患者要好太多了。

很多人一直有这样的错觉——抑郁症是“富贵病”，有钱有闲的人才会得。其实恰恰错了，真相是往往越贫困、经济能力越差、生活上越没有保障的人，在生活中遇到的刺激源也就越多。生活上的困苦和经济能力的不足会导致一个人更大可能遇见负面事件，从而患抑郁症的概率更大。

一句话：有钱没钱，都会得抑郁症。没钱带来的生活上的问题，更容易使人罹患抑郁症。

再回到一开始的问题，给抑郁症患者 1000 万元，能不能好，这虽然是个好笑、有趣的话题，也值得思考，其中蕴含的复杂性十分深刻。

第四章 关于抑郁的真正感受：地狱一般的滋味

真正罹患过抑郁症的人才知道，那种感觉是任何语言都难以形容的

❶ 无法形容的“地狱”之苦

真正罹患过抑郁症的人，都有过体会，那种难受、痛苦、无助的感觉是极难向他人说得明白的。

我们不妨找一些罹患过抑郁的作家对其自身的抑郁体验进行过描绘和形容的例子。

在美国作家安德鲁·所罗门的《正午之魔：抑郁是你我共有的秘密》一书中，安德鲁·所罗门曾这样写道：

我四肢僵硬地躺在床上哭泣，因为太害怕而无法起来洗澡，但同时，心里又知道洗澡其实没什么可害怕的。我用全身的力气坐起来，转身，把脚放到地上，但是之后觉得万念俱灰，害怕得又转过身躺回床上，但脚还在地上。然后我又开始哭泣，不仅因为我没办法完成日常生活中最简单的事，还因为这样让我觉得自己很没用。

我觉得我的思想被禁锢了，无法向任何方向扩展。我知道太阳在升起和落下，但很少有阳光照到我。

英国作家马特·海格在自己《活下去的理由》一书中，这样写：

我感觉自己身处一个隧道中，没有光，没有尽头，我被困在里面，无法逃脱。我觉得自己的未来一片黑暗，没有任何希望。我对一切都失去了兴趣，曾经喜欢的事物现在都变得毫无意义。我不想见任何人，不想做任何事，只想一个人躺在床上，让时间流逝。

我的身体像是被铅块填满，每动一下都需要巨大的力气。我的头脑像是被一团迷雾笼罩，无法思考，无法集中注意力。我常常失眠，即使睡着了，也会被噩梦惊醒。我没有食欲，不想吃东西，体重也在不断下降。

在中国，前两年有一位女作家出版了一本传记式的抑郁体验记录，以同时是抑郁症患者、癌症患者、作家的身份，用第一人称的视角对抑郁症进行了记录、描述、分享。

其中一段经典的话，大意是，当自己三番五次经历了癌症的痛苦之后，本以为已经历了生命中最黑暗的低谷。然而，在患上了抑郁症之后，才发现曾经经历的根本不算什么。

令人慨叹、唏嘘。

抑郁症绝不是当事人所想的那样，只是情绪低落、心情不好、不想做事而已。

抑郁症对一个人是深刻的、全面性的损害。

抑郁症是由一系列很复杂的原因共同导致的，它是一种真实的疾病，可怕的疾病，甚至能让一个人“生不如死”。

抑郁症患者处于一种在黑暗中独自行走，既看不清方向，又时刻在提心吊胆的恐惧和不适当中难受和煎熬的状态。整个生活被切割得支离破碎，陷入巨大的黑暗当中。

就像是在茫茫大海中缓慢坠落的沉船一样，无尽的黑暗和恐怖，一点点地从四周袭来。

此时的患者，痛苦、无助、绝望、不堪。

试问，世间有哪种疾病能够比抑郁症还痛苦，比抑郁症还更加让人不可思议呢？

❷ 迷途的羔羊：初患抑郁症后

一般来说，首次罹患抑郁症的人，会经历如下几个阶段：

第一是迷茫期。

在迷茫期内，患者首先会感到莫名的难受，不知道自己发生了什么。这个时候，患者只是感觉很痛苦，自己的生活、工作、学习受到了一定的影响，一般不知道自己患病了。

有一些之前具备心理卫生知识的人，可能会在这一阶段及时地发现自己的问题，从而比其他患者更加幸运地提前求治和解决。

大多数的患者没有这么幸运，他们在迷茫期内，会陷入惶恐、困惑、迷茫、失措的心情当中。

此时的患者，就像是迷途的羔羊一样，不知道要去往哪里……

第二是求助期。

在求助期内，患者首先会进行分析。一般度过茫然期之后，患者会冷静下来，理性地分析问题。对自身状态的异常已经有清晰的觉察，也明确知道自己“出了问题”。

在这个阶段，患者会思考自己怎么了，是哪里出了问题。

基于普遍、惯性的认知，患者会思考是否生活中遭遇的什么事情导致了自己的糟糕状态。这个过程也被称为“归因”，即患者开始寻找原因，思考自己为什么会有这样的状态，并努力从生活和事件当中寻找“出错”的原因。虽然最后基本是徒劳无功的，但是患者仍然会“找出”一大堆理由，来解释自己身上发生的“困难”。

一般来说，患者会与生活上的事情相联系。比如认为自己是感情或工作受挫而导致现在这样，只要解决了感情的问题，就会好起来。

再比如，认为是“懒”“消极”“做事做不好”等自身的因素导致这样糟糕的状态。

罹患抑郁症之后，患者会表现得闷闷不乐。此时极容易和一般的“心情不好”“状态不佳”“精神萎靡”等普通人也容易出现的负面状态相混淆。此时的患者，除非此前已经对精神健康或者抑郁症方面的知识有所了解，否则极容易觉得自己只是遇到了“较为严重”的生活问题或心情不好。

患者主观上感到极度不舒服，一般只会想到生活方面的问题，尝试自行调整，却不会联想到这是严重的精神疾病，需要及早接受正规的治疗。

患者在求助期会首先进行积极自助。归因、思考，想一切可能的原因和解决问题的办法。

那些认为是生活上的事情导致自己出现问题的患者，在“找到”了原因之后，一般都会积极地去解决。

比如去调节恋爱关系、改变工作状况、调节自身状态，等等。

这些方法基本都不会奏效，患者还是陷于深深的抑郁之中。这对患者，也是一次又一次的打击——为什么我做了这么多，还是不好？

在这个过程中，如果患者能得知自己罹患了抑郁症，并且在医院得到正规治疗，还算是一件比较幸运的事情，康复的希望就会大很多。

许多患者在这个阶段未得到对病情的真正认识和解决。

一部分患者在想办法自助无果之后，也会向他人求助，例如向他人倾诉、向权威人士请教、上网查询等等。

不明就里的其他人，一般不具备真正的精神卫生知识，虽然会最大努力帮助患者，但是热情不等于疗效，有些时候好心反而办坏事。

没有罹患过抑郁症的人，是很难理解患者的感受的，总是想象不到患者的苦楚。他们觉得：不就是心情不好了吗？压抑的话，就放松一下自己，让自己吃点好的东西，做点想做的事情，不要那么累，不就行了吗？

这对抑郁症患者只是听起来好听但是没有用的建议。就像鼓励一个腿部骨折的人：你这都是小伤，没事！心里不要想它，就认真走你的路，一切都会好的。

或许站在常人的角度，抑郁症只是一种严重的“心情不好”，患者陷在里面拔不出来，只要积极地调整，自己用意志力，以及相应的手段和方法，就能够好起来。

他们会认为：只要是精神和心理上的问题，都要靠调节心理的方法来解决。他们想不到，问题的背后是生理因素在作祟。

遗憾的是，这样的看法今天仍然很普遍。

抑郁症如果是如此简单就可以解决的普通心理问题的话，那就太好了。甚至本书也没有存在的必要，大家皆大欢喜。

然而抑郁症绝非简单的“心理问题”这么好理解和解决。它涉及人体复杂的生理系统和大脑神经元运动的紊乱，不是用简单的心理方法就能克服的。

正是由于抑郁症的复杂性，很多患者在求助期，并没有得到实质性的帮助。

也不排除有些抑郁症患者的确康复和好转了，但只是少数，是个例，大多数患者随着时间的流逝，抑郁症可能越拖越重。

第三是无助期。

说得再残忍一点，甚至可以叫“绝望期”。

这个时期，患者已经经历了失败和挫折，会陷入深深的无助和绝望。很多抑郁症患者在无助期默默地忍受很多年，生活、工作、学习受到极大影响。

我们在日常生活中所见到的一些“怪人”“离群索居之人”“不合群的人”，或许都是隐藏着的抑郁症患者，只是大家不知道罢了。

一些患者会在心里认为这是“耻辱”，或者认为是见不得人、张不开口的“秘密”。他们连身边的亲人也无法透露，自己默默遭受着误解和痛苦，令人慨叹。

这个时期，如果患者的症状没有恶化，则会徘徊、挣扎很长时间，给人生带来影响和危害自然是不必说的。

如果病情恶化，那是十分危险与可怕的事情。

临床和门诊中被确诊为重度抑郁障碍的患者，很多是轻、中度抑郁拖出来的。重度抑郁自然是比轻、中度抑郁更加复杂和难治。

经历了迷茫期、求助期、无助期，一部分患者会默默地忍受着痛苦，人生遭受巨大的伤害；一部分患者会得到正规诊治，或者通过某些方式获得治疗与好转；另外一部分患者，则更加不幸，病情进一步延误，最终采用更加极端的方式……

③ 人间最大的悲剧——自杀

自杀恐怕是人类最沉重的话题。

求生是人类最强大的本能力量，一个人因为某种原因而甘愿杀死自己，这是家庭、社会，乃至全人类的悲剧。

统计数据显示，全球每年约有百万人自杀身亡，中国每年也有二三十万人死于自杀。

这是一个令人感慨、震惊、无奈的数字。

也许我们会说，在日常生活中，也没有见到那么多自杀者，怎么会有如此庞大的数字？

虽然和我们的认知相悖，但这是令人心酸的事实。

人类的自杀死亡率在万分之一左右，也就是说，每一万个人当中，会有一个人因自杀而身亡。

看起来似乎是个不大的比例，但是由于自杀行为的冷酷与严重，已然是个很高的数字。

人类自杀行为背后的原因是不尽相同的，总体来说，罹患抑郁症及其他精神疾病而自杀的人群，占了多数。

人类自杀行为是深刻、复杂的命题，除去抑郁症等精神疾病的影响之外，自杀行为可能还包括其他复杂的原因。本节主要探讨和抑郁症相关的自杀问题，其他原因导致的自杀行为不作过多的讨论。

在一般人看来，自杀是很遥远的事情。从来没有接触和了解过，以及身边未出现过亲朋自杀事件的人们，是几乎不可能了解到自杀的恐怖与惨烈的。

自杀如此可怕，却看似“远离”正常人的生活。这与文化禁忌和人性避讳有关。人都是亲生厌死的，死亡本身就是一个不甚谈及的话题，远离死亡的人，似乎和死亡从无瓜葛；与死亡有过“接触”的人，也是讳莫如深，不会总提。

自杀，是所有死亡方式中几乎最惨烈的一种。人们在生活中，很少谈及它，自然是情理之中。

然而，忌讳掩盖不了自杀对人类的沉重，以及人类对它的无奈。

很多人觉得自杀是因为自杀者的心理承受力不够，这样的想法实在是愚蠢透顶。自杀是这个世界上最恐怖的事情之一，试想一个人连最恐怖的事情都敢于承受和面对，怎么可能是因为“承受力”不够呢？

尤其是身患抑郁症的人。

和人们通常想的不一样，自杀并非一件容易的事，也不是一瞬间的事，它是极为烦琐和困难的。从一个人出现自杀想法，到最终实现自杀结果，这个过程是艰难、漫长、痛苦的。

在抑郁症的折磨下，患者冒出来自杀的想法是不奇怪的。一般来说，在自杀的念头出现之后，会持续很长一段时间。在这个过程中，如果患者的病情一直没有好转，病情反反复复，在人生质量严重降低、前路看起来渺茫黯淡的时候，自杀念头便有可能转变为自杀计划。

这个时候，自杀已经不再是一个简单的念头，开始变为有计划的思考。

持续恶化的病情，会导致患者的认知越来越消极，对死亡的思考也会越来越频繁。

此时的患者，痛苦无比。既挣扎在强大的求生本能之中，又期望着“解脱”与“结束”，多重复杂、困惑、矛盾的心情来回拉扯着患者，让患者备受折磨。

很多人觉得抑郁症患者似乎求生意志很弱，甚至没有什么求生的想法。这是大错特错，患者的求生意愿一点不比普通人低，只是苦于病魔的折磨，才产生了轻生的念头。

很多人会觉得抑郁症患者那么痛苦，为什么不寻求帮助？其实，每个抑郁症患者都是渴望有人来帮助自己的，但是由于疾病的原因，患者内心也许不再相信自己还能够好转起来，或者别人能够真正帮助自己，抑郁症患者的痛苦经常是不为人知的。

在一些情况下，患者的异常可能会被他人察觉。

患者会不断进行自杀构想。除了在心中不断联想到自杀之外，也会关注一些和自杀有关的事物，例如自杀的新闻、消息、故事，以及和自杀有关的人物和物品。在网上留下和自杀相关的搜索、浏览记录，向身边人提起或谈论和自杀相关的话题，等等。

有的患者会在这个时候过量地思考和人生意义、生死、哲学、宗教相关的终极问题。

患者可能会向他人透露自杀的想法，询问、试探他人对自杀的看法，向陌生人倾诉，向重要人士（例如心理老师、某个长辈或者权威）进行咨询，求助于专业的组织（例如心理咨询机构）等等。

在行为表现上，患者也会和以往不同。比如：不再关心自己平时感兴趣的事物；对友情、爱情的需求变淡；对金钱的态度发生转变；开始变得孤僻或者不合群；对快乐、幸福的事物感到厌恶并远离……

此时的患者，可以说挣扎在“生”与“死”的边缘，一方面已经对死亡有了一定的预期和准备，一方面还在为“生”做着挽救和努力。

许许多多的患者早在种种“不死”的理由面前，衡量与挣扎过无数次。那些在普通人看来完全有力量使得一个人免于自杀的意义，有很多已经在患者真正做出自杀行为之前就想过无数遍，甚至“挽留”过自己很多次了。

每一个因抑郁症而自杀的人，都不是毫无准备、突如其来地做出那样的行动，而是早在简单的自杀现象之前，已经有过无数次的心灵挣扎。

所以不要轻易地认为，一个人是由于内心脆弱、不够坚强才想要去寻死。也不要草率地认为，一个人只要寻死便是不负责任的体现。

很多事情，要看到背后的真相。

事实上，大多数因抑郁症而自杀的患者，都是善良、勇敢、责任心重的人。

每年全球有几十万人因抑郁症而自杀身亡，这背后是几十万颗支离破碎的心。这些心原本和你我一样，都是无辜而纯洁的，只是病魔无情地侵袭了它们。

每个人的求生渴望都是巨大的。可以说生而为人，最大的本能就是求生，谁也不会比谁在面对死亡的时候更加“轻松”。尤其在自杀行为中，一个人在清醒时杀死自己，是一件极为惨烈、痛苦、不易的事。

自杀是人类的一个噩梦，是人间的一颗毒瘤。

虽然我们理解抑郁症患者的痛苦，也体谅到了患者艰难的处境与复杂冲突的心情，但我们决不赞成和鼓励任何自杀行为。

自杀看起来结束了痛苦的状态，却实质性地伤害了自己。

自杀者在与病魔做抵抗的同时，也伤害了自己，伤害了生命。我们的敌人是抑郁症，是痛苦与折磨，并非我们自己，以及我们的亲人。

有些时候，患者会在病情的折磨与自责下，认为自己是家庭的累赘，如果自己死去了，家人会过得更好。为了不给家庭增加额外的负担，自己理应去结束生命。

但是，自杀的患者往往会悲观地低估自己存在的价值，而“乐观”地高估自己自杀的意义。患者会认为自己的死能够结束痛苦，给他人减轻负担，很少能想到自己是能够给他人带去欢乐的。即使自己真的看起来没有什么用，没有所谓的“价值”，但自己也仍是身边人的欢乐、支柱与希望！这些真正的价值与优点，往往在畸形的自我评估上，被抹杀了。

所以，抑郁症的自杀并不如患者所想象的那样，具有牺牲般的价值。相反，它带来的只有价值的破碎、希望的毁灭。

无论从哪个角度来看，抑郁症患者自杀，都不是一件“划得来”的事。

悲哀的是，很多患者就是在这样的理由和原因之下，以为“结束”能换来价值，解除自己和家人的痛苦，从而自杀。

令人痛心！惋惜！

没有哪一颗心来到世间是理应受到痛苦和伤害的，也没有哪个人没有资格获取幸福和快乐。抑郁症患者尤为如此，遭受病症的折磨已经是一件大为不幸的事，在这个基础上，不理解自己，还要怪罪与惩罚自己，这是何等的揪心。

患者需要真正的帮助，也需要真正的理解。

抑郁症作为一种疾病，并不是患者的过错。患者根本没有必要为了不属于自己的责任去平白无故地伤害自己。他人对抑郁症患者应该给予充分的理解，足够的尊重，以及恰当地施以援手。

“自杀”，不仅是全人类的悲剧，也是全人类应该想办法一起抵御的公敌！

④ 抑郁症 vs 生活，哪个更不易？

这是一个很有意思的问题。

抑郁症和生活，哪个更加不容易？

很多人对抑郁症患者的看法存在一个误区：患者承

受不了生活当中的苦。他们认为，抑郁症再难，也只是一种心理问题，它不会比生活中的负性事件更加使人窘迫和困难。

在生活中，即使是天大的事情，随着环境的转移和时间的推移，慢慢也会消融变淡。但是如抑郁症这样的精神疾病，很难因为环境和时间的改变而消失。

在普通人的生活当中，出现问题——解决问题——下一次出现新的问题，这样的认知路径是习以为常的。对普通人来说，生活中的事件才是导致人类精神活动变化100%的因素。

他们想象不到，世上还有抑郁症这样与生活事件无关，其本身便足以导致内心与精神崩溃的东西。

抑郁症患者似乎“跳出三界外、不在五行中”，深陷抑郁症当中的人们，面对的不是活生生的摆在面前的事物，而是一个看不见、摸不着，不知道从哪里来、也不知道要到哪里去的无形的东西。

摆在眼前的问题好解决，我们分析它、研究它、处理它，最后解决它。即使解决不了，也可以选择放弃，索性不再理睬它，将它丢到一边。

无论如何，我们总是有办法处理这个问题的。

抑郁症却不是。

人类精神上的问题是所有问题当中最棘手、最麻烦的问题。它产生于大脑内部，表现在精神里面，看不见、摸不到、抓不住，难以认识和解决。

有人或许会说，来自生活的苦难是最大的苦难。生活中有很多悲欢离合、旦夕祸福，这些才是最困扰人类的问题。

这么说或许也没有错。但是，没有患过抑郁症的人，无论如何也无法想象来自人类精神内部的“麻烦”和“问题”，会让人更加无力与无奈。

对普通人，在生活中遇到的大型事件、负性事件才是威胁的唯一来源，比如工作和感情当中的挫折、人际关系的问题、学习上的困难、家庭中的烦琐……这些来自外界的因素便足以使一个人的生活困难重重，麻烦无比。

这些是没有错的，我们不能因为抑郁症的痛苦而无视生活本身的常规烦恼，也不能因为抑郁症而否定那些困难。

只是，和抑郁症比起来，那些困难终究是外界的、可以解决的，甚至是可以逃避的。

生活并没有破坏人精神的功能，也不能越过大脑直接干预人的内心。它始终是外界的事件，人们只需去应对、处理，通常不会因为一件生活中的事件而无休止地纠结和烦恼。

抑郁症却不然，它不像一个具体的问题，可以清晰明确地解决，或随着时间的推移而慢慢淡化。更多地，是像慢性毒药一样，一点一点地残害人类的精神，慢慢地吞噬人类的生活。

抑郁症会使生活中的事情看起来更加复杂、困难，由于精神功能和心理状态受到了严重影响，患者面对生活和处理问题的能力大为下降。

表面上，患者似乎是因为“脆弱”而得病。实际上，往往是因为得病才脆弱。

生活中的事件也可以导致人们心力交瘁，甚至，生活中的刺激源完全可以成为抑郁症发病的因素。

只要还未患病，精神未达到“疾病”的状态，一切都是可缓解的、相对的、暂时的困难与麻烦，例如在灾难中生还的人，遭遇了巨大人生创伤的人，一时心理和精神受到了巨大的波动和影响，但仍可能随着时间的推移而逐渐平复淡化。

而是否会因为一场灾难而罹患精神心理疾病，这与方方面面的因素有关，不能同一而论。

固然可以听到这样的言论：一个人的承受能力的高

低决定着这个人是否会在经历负性事件之后罹患抑郁症。就像很多惯常的看法：患抑郁症是因为心理承受能力不够，那些在困难面前没有得抑郁症的人，是因为意志坚强，最终挺了过来。

但一个人的意志因素固然在患抑郁症这件事上起着一定的作用，但意志因素的来源本身就复杂和不确定，而且有其他诸多因素共同决定抑郁症的产生，所以单纯地说一个人只要罹患了抑郁症，便是因为意志力和心理承受能力不足，那么这样的言论当然是片面的。

除了抑郁症之外，人们还有很多困难，例如其他严重的身体疾病、战争、饥饿、贫穷、至亲离世、家庭解体，以及各种突如其来的灾难。

这些问题的严重性一点也不比抑郁症令人“好过”。

我们将抑郁症的痛苦与来自生活本身的痛苦相提并论，意义是不大的，只是为了区分和认识抑郁症的严重性与复杂性。

苦难何苦为难苦难，何必为难彼此，都是人类的公敌，需要人类集体的智慧解决和面对，如果相互“较劲”，就显得人类更加渺小、痛苦，以及愚蠢了。

在抑郁症和生活哪个更不易这个问题上，不能简单地一分为二。我们既要向全世界发声和呼吁：“抑郁症是可怕的、痛苦的，一点也不亚于生活中的其他严重灾难！”也不能一味地否认生活中还有其他痛苦与麻烦的存在，觉得世间只有抑郁症是唯一的苦难，只要解决了抑郁症，世上就再也没有麻烦与难题。

正确的看法是：既认识到抑郁症的复杂与可怕，在面对它时不能低估它的破坏性和复杂性，也要理性地看待生活中的其他事物，辩证地看待一切问题。

第五章　求医相关的一切：那些和求医有关的问题

在抑郁症的求治路上，患者会遇到形形色色的问题

❶ 黑暗中的光明——抑郁症的治疗

抑郁症的治疗，是一件漫长和曲折的事。

参照《柳叶刀·精神病学》的《中国抑郁障碍患病率及卫生服务利用的流行病学现况研究》（以下简称《研究》），在过去的一年内被诊断为抑郁障碍的患者中，只有9.5%的患者曾经接受过卫生服务机构的治疗！其中，仅有0.5%的患者得到了“充分有效”的

治疗！

另外在《研究》中显示，仅有3.6%的患者寻求了专业精神卫生医生的治疗；0.3%的患者寻求了社会支持和服务（社工、心理咨询师、宗教人士等）；2.7%的患者寻求了中医和其他治疗……

大多数的患者，甚至连呼救和求救的机会都没有。

《研究》中提道，抑郁障碍患者社会功能受损明显，卫生服务利用率却很低，很少获得充分治疗。

现在，随着医学的发展，更多的心理专科医院已经开设，普通综合医院也纷纷设立了精神卫生门诊。现在的精神卫生科挂号往往一号难求。都说医院是最人满为患的地方，精神科同样如此，每天的医疗大厅里，都挤满了大量就诊的患者和家属。

如果你去过精神卫生科，一定会感叹：现在有心理疾病的人居然这么多！

这还只是茫茫患者当中的少数！

更多的患者，则是散落在各个角落，在人们看不到的地方，默默地忍受。

令人唏嘘、慨叹！

从历史看，从过去对精神心理疾病一无所知、束手无策，到现在能够甄别和诊断，以及对应治疗，我们已经取得了巨大进步。

过去人们认为精神上的问题只能靠精神上的方法来解决。“心病还须心药医”——这句古话从侧面说明了人们对精神问题的认识是片面的、局限的。“心药”这种东西，如果指的仅仅是心理上的治疗方法的话，古人对此类问题的认识尚有严重的短板和不足。

到了近代，随着医学的不断发展，人们逐渐认识到了精神问题背后的真正原因可能是生理因素，并在此种认识的基础上不断开发出了各种药物，逐渐摸索到了更为科学的治疗方案。

在大多数人的心目中，精神问题要靠精神方法来解决，这已经是一个固定的思维与认知经验。大多数患者在初次患病后，都不会想到要使用药物方式来解决，在走了很多弯路以后，才不得已来到医院，采用药物治疗。

这在门诊上是太常见到的事情。

精神上的问题是出在精神上，却不一定都能靠精神上的方法解决。在漫长的抑郁症治疗史当中，人类走了太多的弯路，最后才不得已地发现，精神上的疾病通过药物方式来解决，看似违反惯常的逻辑和经验，却是一条正确的道路。

很多家庭是不喜欢药的。尤其是涉及精神科的药，更是讳莫如深。他们会有这样的想法：如果不吃药，就还证明自己是正常的；如果吃了药，就代表着承认自己有病。宁可拖一拖，尝试多用用其他的方法，也觉得似乎比吃药强。

这样的观点是不对的，现实中已经有无数的案例和事实证明。

抑郁症患者在诊治、求医路上的辛酸、血泪，以及形形色色的故事，难以一两句话说清楚。只有真正体会过抑郁症的患者和家庭，才能明白其中的苦楚。

很多家庭在首个家庭成员罹患了抑郁症之后，并不懂得及时就医。太多的案例是拖了很久，走了弯路之后，才摸索到正确的应对方式。

这里为什么说是“首个家庭成员”呢？

许多抑郁症患者具有家族遗传史，整个家庭当中，不止一个成员患有抑郁症，往往某个成员罹患了抑郁症，能较为及时地察觉出来，整个家庭不会处于一无所知的状态。相比于其他没有家族遗传史的患者，更容易更早地应对或就医。

不止一个成员罹患抑郁症的家庭，是令人动容的。试想，有一个成员罹患抑郁症，对整个家庭都是一种打击。

存在不止一个抑郁症患者的家庭，更不难想象其艰难和不幸。

现在的文化环境和心理卫生知识的科学普及已经比过去好太多了，现在社会对心理疾病患者的包容态度比过去有了很大的提升，这意味着今天罹患了抑郁症的病人比过去要有更大的可能性在第一时间去就医，找到正确的方向。

即使是这样，我们参照开头的数据，也没有办法乐观起来。

抑郁症的科普和治疗仍然有很大的提升空间！

目前所有能够治疗抑郁症的方法，仍然是药物治疗康复的希望最大。除此之外还有许许多多方法，例如，心理专科医院提供的诸如物理治疗之类的其他疗法；中医和其他医学体系的治疗；心理治疗和心理咨询；等等。其他方法就不一一介绍了，总而言之，每个抑郁症患者的情况不一样，每种疗法对每个患者的疗效也不尽相同，总体来说，西药治疗康复希望最大。

关于药物治疗、物理治疗，以及其他各种各样的偏方，会在下文介绍。关于心理咨询和心理治疗的作用和效果，会在本书中以单独一章的方式着重介绍。

② 那些五花八门的偏方和“疗法”

在罹患了抑郁症之后，患者和家庭一般会积极地想办法解决。

由于惯常的思维，患者一般不会直接去精神科就诊，会想到各种各样的方式，去尝试让自己好起来。

于是在漫长的抑郁症求治路上，产生了各种各样、形形色色、五花八门的故事和偏方。

首先是运动或劳动。

无论是确诊还是尚未确诊的患者，都很容易想到以运动或劳动的方式来调节自己的状态。

很多患者和家庭会认为，抑郁症是“脑子”或者“心理”上的事，不让患者去想那么多，只让患者运动或劳动，应该是有好处的。

于是便出现了这样一幕：

抑郁症患者有的开始跑步，有的尝试健身，有的去骑行、徒步，或者打球……总之，一切能够想到的运动方式，基本都被抑郁症群体尝试和使用过。

也有一些患者，使用劳动的方式，例如去干农活，去工地搬砖，去做各种各样的手工活，等等。

运动或劳动的确能够改善抑郁症的状态、辅助抑郁症的治疗，是对抗抑郁症的众多手段之一。

然而，抑郁症是一种疾病，并不是一种短暂的状态。运动或劳动能够改善抑郁不假，倘若只通过运动或劳动来治疗抑郁症，结果多半会失望大于期望。

运动或劳动只是生活习惯和生活方式的改变，虽然能带来极大的好处，但并不能代替治疗。

比如说一个人得了一种慢性病，需要长时间的治疗与维持。这个人改变生活习惯，比如多吃蔬菜、水果来增加抵抗力，早睡早起来让精力更加充沛，积极调整心态让情绪更加健康……种种方式能够增强免疫力，让的身体机能更加良好，从而辅助这种慢性病的治疗，从长远的角度有助于疾病的康复。

然而，疾病的治疗还是要通过正规的医疗手段，这是基础和原则。在正规治疗（无论是服药、打针，还是手术）的原则和基础之上，积极地调整生活习惯，做一些有益于疾病康复的事，才会事半功倍，效果加成，获得更好的疗效。

一心只寄托于生活习惯的改变，或者某种行为的产生，企图彻底治疗疾病，达到康复的标准是不行的。虽然有些时候也有奇迹诞生，不少人也的确通过非正式医疗手段获得痊愈，但这是少数部分，是幸存者偏差。

更稳妥的方式还是在正规治疗的原则之上，积极地参加运动或劳动，这才是合理的方式。

对有些患者，运动或劳动本身就是一种折磨和负担。由于身体机能的抑制和兴趣精力的丧失，患者不爱也不想运动或劳动，如果这个时候非逼着自己去运动或劳动，效果会事倍功半，患者感觉更加痛苦。

所以运动或劳动是非常个人化的事情，效果也是因人而异，不能因为别人跑步治疗好了抑郁症，就代表你也一定能够通过跑步而痊愈。

其次是各类“烧香拜佛”。

在精神类疾病的求治之路上，有许多患者盲目求医的故事。这些故事既好笑、无语，也让人心酸、感慨。

因为精神疾病的复杂性，患者病急乱投医，常常出现各种千奇百怪、五花八门的“疗法”。

在烧香拜佛、求神占卜这件事上，有相当数量的患者或家属，曾大动脑筋、大费周章。

人的精神内部出现了问题，本身就是看不见、摸不着、极难被认识的，人们常赋予其神秘色彩，认为是鬼神作祟，或某类神秘力量的影响。

在各民族的文化中，都能找出这样的观念。在西方，人们认为患有精神疾病的人是受到了魔鬼的侵扰，或神秘的诅咒；在东方，人们认为患了精神疾病是看不见的鬼神导致，患者是“被上身”，或者被妖魔附体。

在这样的观念下，患者会去求仙占卜、拜佛烧香，祈求神明保佑，企图通过超自然的力量来解决。

什么求大仙算卦、求观音保佑、找和尚念经、找道士作法、找神父驱魔、求各种平安符……可以说，基本上没有精神疾病患者群体没有尝试过的方法。

结果呢，当然是走弯路、“铩羽而归”。

再次是各种中医疗法。

中医疗法不是对抑郁症一点帮助没有，现在一些正规的国家公立医院也在用中医的方法来辅助治疗抑郁症。但目前精神类疾病，可被证实确凿有效的治疗方法，仍然是以西医的药物治疗为主。

现在也有不少不良机构和组织，打着各类名目的旗号来收取钱财，而真正效果呢？大多数当然是几近于无。

可悲的是，这样的情况非常多。抑郁症患者本来就艰难困顿，这些不良机构和组织让抑郁症患者的家庭雪上加霜、难上加难！

除此之外，还有各类“疗法”，比如旅游散心、读书抄经、薰香沐浴，以及尝试各类偏方，等等。

病急乱投医的心理使抑郁症患者和家庭常常轻信各

类“疗法”和偏方，在投入了大量的金钱、精力后没有得到满意的回报，这对他们来说是不小的打击和挫折。

这些挫折与坎坷、心酸与无奈，充斥着整个漫长的求医之路。

对正在求医，以及尚未求医的患者和家庭来说，擦亮双眼、防止上当受骗，是一件极其重要的事。千万不能因为一时的大意和侥幸心理，而走了弯路！

在这一次次的经历和磨难当中，抑郁症患者和家属饱经着人间的沧桑，比一般人更能体会到命运的无常。

③ 精神科——这个“神秘”的地方

在兜兜转转了很长时间之后，患者会逐渐探寻到正确的道路——去精神科就诊。

我们之前也说过，抑郁症患者数量庞大，只有少数人选择就医。

多数患者和家属羞于承认病情，总感觉去精神科是个抹不开面子的事，我们管这种心理叫作“病耻感”，即认为疾病是自己的耻辱。

病耻感来源于患者和家属认为这种疾病是“见不得人”的疾病，是“不光彩”的疾病。不同于感冒发烧，不同于心脑血管疾病，不同于癌症，也不同于骨折跌打损伤，精神类的疾病，总感觉是一种负担，是一种耻辱。

在精神疾病以外的病种里，似乎只有“性病”才与其相似——都“不光彩”、难以启齿、被认为是某种道德或意志上的缺陷。

得了感冒发烧的人，是没有任何忌讳去隐瞒他人的。性病不是这样，得了性病似乎意味着这个患者在性方面“不道德”，或者“不纯洁”，即使真实情况并非这样，也总是会给人这样的偏见和误解。所以一般患有性病的人，是不会轻易向他人透露这个事实的。

精神疾病比起性病，本来不用承担道德或意志上的包袱。然而，在实际情况中，精神疾病却和性病一样，被视为“不光彩”的疾病，不能像感冒发烧一样轻轻松松向人谈起。

究其根源，还是因为人们的无知，以及偏见。

我们现在已经知道，精神疾病并不是患者本人的过错，不是患者“道德败坏”或者“意志薄弱”的体现。在我们的文化中，对精神疾病的理解、包容的历史还极为短暂，可以说今天我们才刚刚能够正视和认识精神疾病——这种客观、真实存在，而非臆想出来的，和其他疾病一样的人类疾病。在遥远的过去，人们是无法理解的。

带着这样的文化与观念，人们仍然认为精神疾病是“不光彩”的，或者“危险的”“可怕的”“失控的”“疯狂的”。得了精神疾病的患者及其家庭，一般都对病情讳莫如深，不愿向人谈起。

即使是已经去了医院精神科就诊，或者正在服药，甚至是已经康复了的患者，亦不愿提起它，心中有着病耻感。

这是错误的体现。

这是人类的共病，需要我们去共同努力，改变错误的观念，让精神疾病彻底能够“活在阳光下”，不再是什么“见不得人”的事情。

然而，这还需要慢慢地努力和改变，并非一日两日可以实现。

总体上，现在比过去已经好了很多。尤其是近二十年来，中国的精神卫生科普知识逐渐有了普及，一些名人和公众人物罹患抑郁症的事件也让抑郁症逐渐走入了人们的视野，人们开始了解它、接近它。在医学界，中国近二三十年的发展，也取得了能够看得到的成绩。比如现在比过去多了很多心理专科医院，大型的国家公立综合医院纷纷设立了心理卫生科，学校和单位也开始了对心理健康医学知识的宣传和普及，这些都是很好的事情。

对患者来说，第一次走进精神科总是件“新鲜”的事。

精神科和医院里其他科室其实没什么不同。现在有专门的心理专科医院，例如北京的安定医院、回龙观医院、北大六院，上海的精神卫生中心，都是国家公立的、大型的、为精神心理专科设立的医院。各地还有很多精神专科医院，这里就不一一提及。

在一些综合性的大型医院当中，也有独立的“精神科”“心理科”“心理卫生科”，只是叫法不同，实质一样。一些综合医院的精神科医疗水平和设施也很先进，不亚于专科医院。

除此之外还有一些私立民营医院，它们与公立医院相比，有些虽然医疗条件和环境比公立医院更好，但并非所有的私立医院性价比都高、都更适合普通民众。

在此，笔者给出的简单建议是：在未经了解某家私立医院是否更适合自己的情况下，不要轻信道听途说与广告宣传。应该对医院的正规性和专业性进行甄选和对比，选择最适合自己的。

精神科并非什么神秘可怕的地方，外界之所以觉得它们“神秘”“独特”，是因为过去的老旧观念，以及现在负有不可推卸责任的过度渲染和夸张化了的影视和文学作品，是它们共同导致了精神科的“特殊”。

去精神科就诊过的患者知道，精神科只是一个普通的医疗科室。那里没有想象中的疯子，也没有五花大绑的铁链和绳索。医生和护士和其他疾病的医护人员一样，通过基础、专业、系统的医疗教育和培训持证上岗。《精神病理学》《精神药理学》等精神疾病的相关专业学科都是执业医生的必修课程。精神科已经基本建立了一套较为完善的诊疗体系。

和其他科室一样，精神科也分为门诊治疗和住院治疗。门诊治疗比较简单，挂号，向医生描述病情，医生根据症状和表现判断疾病，从而给出诊断和治疗方案。治疗方案一般是以西药为主，同时可能会辅以其他的治疗。

患者在门诊就医之后，拿药、按时服用、定期复诊，这就是门诊就医的大概流程。

住院治疗更复杂一些。病情较重、疗效不佳的患者可选择住院治疗。住院病区分为两种，开放式和封闭式。开放式病区适合病情尚可、有家属陪伴的患者，病区相对自由和开放，和其他科室的住院病房基本没有区别；封闭式病区不能自由出入，大家所指的“精神病院”“疯人院”“禁闭室”，多说的是精神科的封闭式病区。

上述一些贬义、侮辱性的称呼，是传统与文化当中的糟粕，所幸现在已经在慢慢地更替与改正。“心理卫生科”这种称呼，已经是较为进步和文明的体现。我们有理由相信，未来会越来越好。

封闭病区一般是病情较重、难以自我照理、家属不能够陪护的患者，这些患者在相对集中的环境里进行管理，较为方便和安全。虽然很多地方值得诟病，但是暂时也没有什么太好的方法。

为什么说值得诟病呢？封闭式的环境毕竟给人以剥夺自由、监禁与隔离的感觉。现在很多封闭病区也相对人性化地设置了多种方式，让患者尽量保持与外界的接触，不至于过于脱离外界，但是毕竟还不能做到照顾每个患者，这样的管理方式有很多弊端。

封闭式病区以比抑郁、焦虑症状更为严重的精神疾病患者为主，如精神分裂症。有些患者在封闭病区住院的时间可长达数年，甚至数十年。

这些听起来是很夸张的事情，在各个精神科医院当中却是很普遍的现象。甚至可以说每一个建院时间较早的精神科医院当中，都有住院时间长达数十年的患者。

这些患者有些是病情一直没有好转、家属难以照理和看护；有些是政府和街道出钱，家属已经离世或无法联系；有些是存在伤人或自伤的风险，不得已将其约束和集中管理；也有些是因为亲人不愿照顾，送来医院进行长期“寄居”。

总而言之，每个患者都不尽相同。不仅所患的疾病不同（精神类疾病目前划分的，大概有几十种），病情轻重、病程长短不同，成病的背后原因、患病经历、治疗经历不同，家庭条件不同，所处环境不同，年龄、学历、经历也都不同，可以说每个患者都是独特的个体。

现实不允许每个患者得到特殊的个性化照顾，多种原因之下，也就形成了今天的管理模式。

在封闭式病区，前面提到，住院的多为病情较重的精神疾病患者。抑郁症患者在封闭病区治疗的主要原因有：的确需要住院治疗，而家属又不能陪护；症状较重，有较高的自伤、自杀风险，需要看护；床位原因，需要在封闭病区暂时过渡等等。

④ 目前常规的治疗方式

目前常规的治疗方式还是以西医药物的长期治疗为主。中医、心理疗法，以及各类其他治疗（物理治疗、营养液、食疗、保健品等等），都只是作为辅助性的疗法，较少单独使用。

之前介绍过，精神疾病的治疗史是一部悲壮的血泪史，在漫长的人类与精神疾病抗争的过程中，第一款具有划时代性，被称为“精神科的青霉素”的药物氯丙嗪于 1952 年应用于精神病治疗，距现在不过短短的 70 余年。

氯丙嗪的主要医治对象是较为严重的精神病性症状，例如精神分裂症的幻觉、妄想等。对有抑郁障碍症状的患者，早在 1904 年，人们就发现了将可口可乐中的可卡因成分去除之后，只保留咖啡因来作为精神活性物质，可以抵抗一些抑郁的症状。1933 年，一款叫作苯丙胺的药物上市，可以用于治疗抑郁发作。后来，人们又在一款叫作异烟肼的治疗肺结核的药物当中，意外地发现了它具有治疗抑郁的作用……从此，抗抑郁药物的原理慢慢地被人们发现。

真正具有划时代意义的治疗抑郁症的药物则是现在被我们称为 SSRI 类的盐酸氟西汀，它有一个更出名的名字——百忧解。

百忧解的面世时间是 1986 年，距离现在还不到 40 年。

可以说我们正站在历史的转折点，在百忧解上市之前，人们还没有一款真正意义上可以治疗抑郁症的药物。在漫长的过去，一些中草药、天然药材，以及一些边缘的疗法也被用于抵抗抑郁，但那不过是偶然的、不具备普适性的、不能够被推而广之的方式。曾经被用于治疗抑郁的苯丙胺，因其含有毒品成分，后来被禁止。

在百忧解之后，人们又相继研发出了一系列治疗抑郁的药物，到现在为止，能够有效用于抑郁治疗的西药，已经多达几十种。

中药也有例如九味镇心颗粒、舒肝解郁胶囊、乌灵胶囊等，用于改善抑郁和焦虑，但是临床医生一般只会作为治疗的辅助用药，来配合西药治疗。

抑郁症的成因复杂，之前介绍过，可能是生物、心理、社会环境三种因素的交叉影响，更深层本质原理人类目前为止仍没有彻底搞懂。对于抑郁症成因的生物因素，之前提过，其中最为出名的是“单胺假说”，即抑郁症是大脑内神经递质（主要为五羟色胺、多巴胺、去甲肾上腺素三种）水平的异常导致，抗抑郁药物的机理是调节这些神经递质的浓度，从而起到疗效。

这是药物治疗，还有现在被我们称为物理治疗的方法，以经颅磁电流刺激疗法、无抽搐电痉挛治疗（MECT）为代表。

经颅磁电流刺激又称rTMS，主要是通过仪器产生电脉冲来刺激大脑皮层，从而起到激活和改善神经功能的作用。现在稍大一点的精神专科医院一般都有，主要作为疾病的辅助治疗，不会作为单一的治疗手段。

无抽搐电痉挛治疗又叫无抽搐电休克治疗，也就是出名的“电击疗法”。

无抽搐电休克治疗，是曾经的电休克治疗（ECT）的改良版。曾经的电休克治疗会导致患者在治疗过程中由于电流的作用肌肉震颤、手脚抽搐，有一定的伤害风险，经过改良的无抽搐电休克治疗会在患者体内注射肌肉松弛剂，这样就避免了患者的抽搐。

电休克治疗在很多影视作品里都被渲染得极为夸张和恐怖——某个精神病院的病床上，绑着一个动弹不了的精神病患者，冷酷无情的医生则用带电仪器猛击患者的大脑，患者在强烈的电击下，身体剧烈地抽动，看着十分恐怖和残忍。

真实的治疗没有那么可怕。MECT的本质原理是主动人工诱发大脑神经系统整体放电来起到冲击和治疗大脑疾病的作用。患者在治疗的过程中，基本处于睡眠状态，所以做 MECT 既没有痛苦也没有感觉，就像是沉沉地睡了一觉一样。

MECT 毕竟是对大脑的一次“重启”，相当于电脑重新开机，或多或少会有短时间的副作用。

许多患者说，做完 MECT 之后丧失了记忆，临床上，短期缺失记忆的情况是存在的，基本都能恢复，很少人会出现不可逆的副作用。相比于治疗带来的益处，这些潜在的概率极低的风险，显然要小多了。

MECT 作为“应急”的手段，例如在抑郁症重度期间，可以急性缓解症状。在长期的治疗中，显然 MECT 并不适合，还是以药物的治疗方式为主要手段。

可以根据患者的情况，选择治疗手段。有些患者的确很适合用 MECT 来尝试治疗，有些患者则可能更适合单一的药物治疗，或者在其中搭配经颅磁电流刺激、中药、运动等方式，作为整体治疗方案。

在运动、饮食方面，患者也应作一些调整和适应。

运动的好处大于坏处，如果抑郁症患者能够找到一项愿意去做的运动，无论是跑步、徒步、打篮球，还是游泳、健身，都是很好的事。

在饮食方面，多吃蔬菜和水果，例如香蕉，经实验证明对情绪有正向作用。再例如一些深海鱼类，对抑郁有一定的帮助。深海鱼中含有一种叫作 Omega-3 脂肪酸的物质，经过证明可在一定程度上抵抗抑郁。有些患者也在专门服用深海鱼油，来辅助抑郁治疗。

目前主流和常规的治疗方式就介绍到这里。

⑤ 对目前医疗模式的一些思考

当前的医疗模式，是在摸索中逐渐形成的。

以北京安定医院[①]为例，其始建于 1908 年，当时还是清末的光绪三十四年。那时，它还被称为“疯人院”。

后来数次易名，从“北平市精神病疗养院”（1933 年）到“北京市精神病防治院”（1949 年），直至后来 20 世纪五六十年代正式确立的“安定医院”，距今不过几十年。

但不难看出，历史在进步。由过去的“疯人院”，到现在的安定医院，反映了人们对精神疾病逐渐认识和包容的态度。

安定医院虽已有百年历史，现代西药的治疗体系却是在近几十年逐渐创建的。在漫长的过去，人们对精神

① 参考北京安定医院官网“百年安医｜院址变迁”系列资料，具体网址为：https://www.bjad.com.cn/Html/News/Articles/2340.html

疾病没有什么特效办法，与其说是诊治，倒不如说是收容、管理。

现在的医疗模式，已经有了逐渐科学的体系和流程，但仍然有巨大的不足和尚未完善之处。

目前我国有4万余名精神科医生，按照抑郁患病率6.8%来计算，我国有将近一亿人口在一生之中会暴发抑郁，这还不算其他种类的精神障碍。

患者数量如此之多，医生和医院却远远不足。良好的医疗资源集中在一、二、三线城市，而四、五线城市、县城、乡镇、农村一般医疗资源不足，有些地方甚至没有精神科。

医生与医生之间，医术水平的差异也很大。有些医生技术精湛，而且越来越多的医院有学术与医技探讨和深造的机会，医院与医院之间甚至国际之间也有相互交流。越来越多优秀的、专业的精神科医师出现在了岗位上。

然而，精神科在我国毕竟是后发展起来的医学学科，有一部分执业医师是从其他专业科室调过来的。过去精神科医生的专业学习和技能培训远不如现在，不得不承认，其中有不少医生的专业水准仍是欠缺的。

甚至在一些地方的精神科里，精神科医生对精神疾病的了解程度还不如一些患病年头很长的患者。俗话说

"久病成医"，很多患者在精神卫生、心理学、精神药理学方面积攒很多相关知识，对精神疾病方面的体悟和认识比一般精神科医生还要深刻不是稀奇事。

所以看病就医时尽可能去大医院，找较为专业、资质较深的医生来看。

目前治疗抑郁症以西药为主，前期靠找医院、找医生，后期就全是靠药物了。精神科疾病不同于其他疾病，药物的种类一定，医生确定病情，开具合理的处方，剩下的，就是患者自己服药了。

对于患者，看病时经历着种种"困难"。还是拿北京安定医院举例，2020 年其门诊接诊量为 54.4 万人次，其中急诊 2.3 万人次；住院 10940 人次，平均住院天数 37 天。

安定医院精神科医生还不到 1000 位。每位医生在门诊上一天要接待几十名患者，留给一名患者就医的时间长则十几分钟二十分钟，短则几分钟。在很短的时间里，患者需要向医生讲清楚病情，等待医生分析、判断，甚至和医生一起讨论治疗方案及其他细节性问题。时间是很宝贵紧张的！

随着精神卫生知识的逐渐普及，精神专科医院的数量、专科医生的队伍逐渐扩大，相信这种情况会在未来逐渐好起来。

不过也要注意，医院治疗并不是万能的。

如药物只是对一部分人或者某一个阶段有用。很多患者在医院进行正规的治疗，合理科学地服用药物后，病情并未缓解。甚至，有些患者还会出现严重的副作用，这个时候很打击患者的信心：明明看了病，吃了药，怎么还一点用没有？

精神疾病是复杂的，目前药物治疗只有一定的适用性，每一名抑郁症患者的患病原因、具体情况、表现形式都不同，并不能说每个人吃了药都一定能好。

针对自己的病情，还是要具体情况具体分析，不能一概而论。

总而言之，抑郁症患者去医院治疗，服用西药来作为主要的治疗方案，康复的希望是最大的。虽然在治疗过程中或许会出现各种副作用、病情的反复等等。然而，不去治疗、任由病情发展而带来的危害和风险或许更大，其中利弊需要患者自己衡量。

第六章 心病还需心药医？聊聊心理咨询和心理治疗

心理咨询师和精神科医生有什么区别？心理治疗能够治好抑郁症吗？

❶ 心理学、心理咨询和心理治疗

现在心理学很火，大家对它的关注度比以前提高了很多。

这源于人们开始对自我的内心世界有了关注。

在过去饭都吃不饱的年代里，物质生活是人们关注的第一要素。

然而，若总体论起人们对精神现象的认识，也存在了上千年的历史。

在中国，从先秦时期便有了人们探索心理现象的记载。

以高觉敷先生的《中国心理学史》一书为例，该书详细介绍了从先秦时期到当代以来的中国心理学思想。

在西方，也有一位著名的心理学家艾宾浩斯，这样总结心理学：“心理学有一个漫长的过去，但仅有一个短暂历史。”

作为研究人类精神现象的心理学，在很长一段时期种属于哲学范畴。直到 19 世纪第二次工业革命结束之后，随着众多学科的独立发展，心理学也从哲学中抽离出来。1879 年，德国心理学家冯特在莱比锡大学成立了世界上的第一个心理学实验室，标志着现代心理学的诞生。

现代心理学的建立及飞速发展，跟医学和生理学的进步密不可分。

研究神经活动规律的俄国生理学家巴甫洛夫，说来有意思，他至死都不愿承认心理学有“合法地位”，也不承认自己的“心理学家”身份。然而鉴于巴甫洛夫对心理学作出的巨大贡献，后人违背了他的意愿，将“伟大心理学先驱”的光荣称号算在了他的头上。

相对于以遵循“神经是人类心理活动基础”的科学心理学，心理咨询和心理治疗则显得并没有那么“科学”。

很多人现在一提起来心理学、心理咨询和心理治疗，感觉似乎都是一回事。其实不是，它们还是有很大区别的。

心理学，严格意义上是以研究人类的精神心理活动规律为任务的一门学科。心理咨询，是由一定的专业人士，在相应的方法和规律下，对他人展开的心理工作。而心理治疗比起心理咨询，涉及的问题和程度都要更深。

心理咨询和心理治疗是依据心理学原理诞生的实际应用。

根据心理咨询和心理治疗的定义，笼统来说，心理咨询的工作对象主要为存在轻微心理问题的人群，心理治疗的对象主要为存在精神或心理障碍的人群。

现代的心理咨询和心理治疗流派非常多，包括著名的精神分析、认知疗法、催眠等二百余种。

蓬勃发展的景象背后，也透露着无奈。心理学不像物理学一样有着处处客观、可循的特点，心理咨询和心理治疗的效果难以完全量化。

目前，全世界对心理健康的需求十分巨大，心理咨询和心理治疗体系的发展过于快速，从而难免疏漏，良莠不齐。

心理咨询和心理治疗虽然是现代语汇，但其意涵和人类历史一样悠久。在我国，古代中医的“祝由术”，以及杯弓蛇影、疑邻盗斧的典故，都和心理学及心理治疗的原理分不开。

在西方，过去人们内心出现困惑之后，会选择去教堂对神父或信仰中的上帝忏悔和祷告。这是心理咨询的最早缩影。而忏悔和祷告的行为，则起到了心理治疗的作用。

到了近现代，人们的心理问题开始集中显现，随着物质生活需求得到满足，人类也开始关注精神世界。

无论是西方还是东方，都是如此。

人类对心理咨询和心理治疗的需求，在今天大大地凸显了出来。

心理咨询和心理治疗是自古以来便存在着的人类行为。只是由于近代的分工，以及人类的发展，将其更为专业化、系统化地提炼了出来。

心理学的应用范围很广。从社交人际到家庭教育，从婚姻情感再到广告营销，生活中心理学的应用几乎体现在方方面面。

高校中开设心理学专业的比例也日渐提高，生活中“心理学”一词随处可见。

心理咨询和心理治疗，是心理学诸多应用方面之一。

如果说心理咨询更像是心理学与社会服务、思想教育、健康管理相结合的心理学应用，心理治疗则是心理学和医学、精神病学、神经科学相结合的应用。

心理咨询和心理治疗在今天的需求极为强烈，能够真正从事并且胜任心理工作的专业人员却很短缺。

很多人认为心理咨询和心理治疗是一回事，经常将其混为一谈。但是在法律和行业规定中，心理咨询和心理治疗有着明确、清晰的界限。

以《中华人民共和国精神卫生法》（以下简称《精神卫生法》）举例。

《精神卫生法》第二章第二十三条显示：

心理咨询人员不得从事心理治疗或者精神障碍的诊断、治疗。

心理咨询人员发现接受咨询的人员可能患有精神障碍的，应当建议其到符合本法规定的医疗机构就诊。

心理咨询人员应当尊重接受咨询人员的隐私，并为其保守秘密。

第三章第五十一条显示：

心理治疗活动应当在医疗机构内开展。专门从事心理治疗的人员不得从事精神障碍的诊断，不得为精神障碍患者开具处方或者提供外科治疗。

第六章第七十六条显示：

有下列情形之一的，由县级以上人民政府卫生行政部门、工商行政管理部门依据各自职责责令改正，给予警告，并处五千元以上一万元以下罚款，有违法所得的，没收违法所得；造成严重后果的，责令暂停六个月以上一年以下执业活动，直至吊销执业证书或者营业执照：

（一）心理咨询人员从事心理治疗或者精神障碍的诊断、治疗的；

（二）从事心理治疗的人员在医疗机构以外开展心理治疗活动的；

（三）专门从事心理治疗的人员从事精神障碍的诊断的；

（四）专门从事心理治疗的人员为精神障碍患者开具处方或者提供外科治疗的。

心理咨询人员、专门从事心理治疗的人员在心理咨询、心理治疗活动中造成他人人身、财产或者其他损害的，依法承担民事责任。

从法律的明文看出，心理咨询、心理治疗、精神疾病的诊断和治疗，三者之间是有着严格的区分和界限的！

总体来说，心理咨询工作的对象是健康的普通人常人，心理治疗和精神科治疗的工作对象是患有心理障碍/精神疾病的人群。对心理治疗也有相应的规定和限制，即心理治疗只能在医疗机构进行，心理治疗人员对精神障碍患者不具备诊断、开具处方、提供外科治疗的资格。

这三者相关的专业工作人员，也分别被称为心理咨询师、心理治疗师以及精神科医师。

② 心理咨询师都是高大上的吗？真相在这儿

很多人不了解，喜欢将心理咨询师神化。这是不对的，这一节，就聊聊心理咨询师的事情。

上节提过，关于心理疾病的治疗工作，有三种不同的分工，即心理咨询师、心理治疗师以及精神科医生。

精神科医生在本书前文已经提过，是治疗精神和心理疾病最权威的职业，我国目前有 4 万多名。其次是心理治疗师，在我国并不普及，只有医疗体制内的人才有资格报考，根据我国的法律规定，心理治疗活动只能在医疗机构内开展。心理治疗师没有诊断和开药的资格，在我国不算主流。

接下来就是心理咨询师。心理咨询师可以说是我国目前从事心理工作的人员当中最广泛的存在。

我国的心理咨询起步较晚。2001 年，劳动部推出《心理咨询师国家职业标准（试行）》。

2017 年，由于一些原因，人社部取消了心理咨询师职业认证，不再颁发职业资格证书。

16 年的时间里，人社部共颁发 140 万张左右心理咨询师职业资格证书。也就是说，我国共有 140 万名左右心理咨询师。

严格意义上，这 140 万名心理咨询师，都是有过硬的专业素养和水平的吗？

当然未必！

我们只知道心理咨询师的名号很响亮，却不知道，在我国，心理咨询师的报考门槛还是很低的。

拿之前人社部的国家心理咨询师来说，其分为一、二、三级。其中只有二、三级对外开放考试，也就是我们常说的国家二级心理咨询师和国家三级心理咨询师考试。

报考条件也没有那么严格。我国的心理咨询师有一大半是非医学或心理学专业出身。

考试的难度也不算大，三级心理咨询师有两门笔试，满分都是 100 分，过了 60 分即算合格。二级心理咨询师比三级难度稍大，多一份论文答辩。

可以看得出来，考试难度不高，并不是每位心理咨询师都是“高大上”的。

现在存在心理问题或者罹患精神心理疾病的人群，很容易将心理咨询师神化。认为心理咨询师就能够解决和治疗心理疾病，这是一个误解。

还有人将心理医生与心理咨询师混淆。

心理医生是能够开药，同时也能够从事心理治疗的工作者。我国的心理咨询师没有处方权，不属于医疗人员，仅有心理咨询的职业权限。很多人将医生或治疗师的光环加到心理咨询师身上，这是不对的。

那么心理咨询师究竟能够做什么呢？

简单来说，就是为来访者（心理咨询活动中对前来咨询人员的特定称呼）提供心理问询服务。

这其中，既不包括开药和诊断的权限，也不能开展任何含有治疗性质的行为。

为什么会将心理咨询师的“权力”限制得如此严格？

因为以前有过不少教训和悲剧。

在 2012 年《精神卫生法》颁布之前，心理咨询师的工作范畴并没有明文的法律限制。这期间，出现过很多心理咨询师打着“心理治疗”的旗号从事心理诊疗服务，闹出不少事端。

《精神卫生法》颁布之后，2013 年全国首例“心理咨询师成被告案”当时闹得沸沸扬扬。

事情的经过大概是这样的：

原告张某的儿子患有躯体障碍，在网络上向一名心理咨询师求助。两人商议好咨询方式之后，于 2012 年 12 月 6 日签订了一份合同。合同内容为小张在心理咨询师处接受身心成长系统训练的咨询服务，治疗其躯体障碍，时间为 9 个月，费用共 12600 元，沟通方式为网络视频及文字。

9 个月的时限未到，悲剧便发生了。

2013 年 5 月 12 日，小张从高楼上一跃而下，以极端、惨烈的自杀方式结束了自己的生命。

谁也不知道那天究竟发生了什么，也不知道小张的内心究竟有多么绝望，才会在心理咨询求助期间选择了这样的方式。

我们不禁发出疑问：该心理咨询师是否应对小张的

死亡负有一定责任？既然小张已经选择了以心理咨询的方式进行求助，为什么还会在求助期间发生这样的惨剧？该心理咨询师，究竟对小张产生过什么影响和作用？

这件惨案发生之后，张某一纸诉状将心理咨询师告上了法庭。认为其夸大宣传，在实际过程中并未给当事人带来有效帮助，导致其死亡，负有不可推卸的责任。

该心理咨询师辩称：自己并没有为老张的儿子许诺进行心理治疗，只是进行相应的心理咨询及辅导服务，不应该承担责任。

在咨询双方的交流过程中，频繁出现了治疗、治愈、康复、疗愈等字眼，足以证明该心理咨询师并没有严谨地按照职业规定来操作。

该心理咨询师的案件只是全国的一例罢了，作为风口浪尖的对象，受到了大众和舆论的关注。相信在全国，这样的事件绝不是个例。

这或许代表了一类现象：心理咨询的作用有限，心理咨询师也并不都具备安全的觉察意识和专业的判断能力。

人社部颁发的二、三级心理咨询师资格证书，算是业内含金量较高的认定。该职业资格认证的报考条件和考取难度都不算高，更不用提其他组织或机构颁发的“心理咨询师职业证书”了。

所以，仅仅一个“心理咨询师”的身份，并不值得迷信。心理咨询师，也并不都是“高大上”的。

③ 心理咨询师了解抑郁症吗?

表面上看，心理咨询师是专门解决人们内心问题的专家，实际上却不是万能的。

甚至有些心理咨询师一点也不了解精神疾病。就像前文提到过的那位心理咨询师，如果对精神疾病的知识足够了解，对有严重精神疾病以及很大程度上存在自杀风险的患者有足够的安全和觉察意识，案例中的悲剧或许是可以避免的。

心理咨询师一般只涉及心理方面的普通咨询、评估服务，对有严重精神疾病的患者，应该及时察觉出来，以专业的角度建议其及时去医院就诊，进行正规的治疗。而不是一味地冒着风险，去为患者做“心理咨询”或“心理治疗”。

可悲的是，有些心理咨询师是“胆大”，有些是单纯的“无知”。相当一部分心理咨询师混淆了心理问题与精神疾病，一味地抬高心理作用，忽视了心理疾病背后的生理因素。

这是相当片面的！

当然，有很多经验丰富、认知足够的心理咨询师，能够做到准确评估来访者的问题，鉴定清楚心理问题与心理疾病之间的界限。需要治疗的，及时建议来访者去医院就诊；可做心理咨询的，则为其提供专业的服务。

并非精神疾病患者不能够做心理咨询。精神疾病患者如果在服药治疗的同时，能够找到一位不错的心理咨询师进行心理干预，是好处大于坏处的。

心理咨询不能等同于治疗，心理治疗与心理咨询之间有着严格的界限。一般来说，在市面上能够找到的心理咨询师，均没有心理治疗的权限和资格，如果有哪位心理咨询师或者哪家心理咨询机构打着“心理治疗”的旗号进行来访者的心理干预工作，则触犯了法律和职业规定，是一种严重的职业违规行为。

心理咨询师的权限，是为普通的、有心理问题的一般人群进行心理层面的咨询、干预、支持服务，有些经验丰富、能力足够的心理咨询师也可为心理疾病患者提供心理咨询服务，但是需要在明确的界定、说明以及规范下进行操作。既要了解到其中的风险，也应该让患者知道情况。

心理疾病患者和家庭盲目地迷信心理咨询师是常见的现象。患者不想吃药、不愿吃药，能不去医院就不去医院是常见的心理，心理咨询师的干预手段是“纯天然”的，“不打针、不吃药”的，很多患者和家庭就抱着这样避重就轻的想法选择的心理咨询。这不是明智的选择。

某些轻度的心理疾病患者单纯选择心理咨询，也不是一定不可以。但需要了解清楚情况，明白心理咨询的作用和局限，不是一味地盲目迷信，将希望全部寄托在心理咨询师的身上。毕竟，患了病，是否就诊，是否服药，以及进行怎样的治疗，是自己的选择和想法。

心理咨询师鉴别精神疾病与心理问题，及时将需要治疗的人群转介到医院，本来是职责范围内的事。然而，在现实中，的确有很多“不合格”的心理咨询师。

有一名来访者分享的故事，听了让人无奈、好笑的同时，不免又觉心酸、愤慨。

一位心理咨询师对患有抑郁症的来访者说：“你知道抑郁症为什么叫‘症’吗？因为它不是病。”

这种言论，居然能出自心理咨询师之口，真是让人大跌眼镜！

幸好这位来访者已是“资深”患者，及时远离了这位心理咨询师。用来访者自己的话说——抑郁症被称为“症”就不是病，那这么说，“癌症”也是“症”，那岂不是也不算病吗？难道非要管癌症叫“癌病”，才算病吗？

除这样的事例以外，还有不少言论出自一些心理咨询师之口：

“心理疾病终归是要通过心理的方法来解决，药物解决不了根本……”

“心理咨询没有任何副作用，而药物的危害很大……”

“如果你能早一点找到我，根本不用吃药，早就好了！”

“心病还须心药医，药物治标不治本！”

“心理问题的根源是在心理上，只能通过心理的方法来解决……”

这些言论，乍听起来似乎都是对的，它们符合我们的日常经验与由来已久的观念习惯，迎合了患者不愿吃药、急切盼望康复的心理。

但是，“心病还须心药医”这句古话存在很大的问题。“心理”上的病可以由心理原因而引起，解决起来却并非只能通过心理方式。甚至，有一些“心理”上的病，通过单纯心理上的方法来解决，效果是微乎其微的，很可能涉及了复杂的生理因素。

每位心理咨询师并不都是了解抑郁症及精神疾病的，这点需要明鉴。

❹ 药物治疗 vs 心理治疗

这个问题十分重要。

在抑郁症患者群体中，如何选择治疗方式，选择药物治疗还是心理治疗，抑或是双管齐下，一直以来都是一个棘手的问题。

患者不想吃药是太常见不过的心理。很多患者尝试了各种各样的方法均失败，最后不得已选择了药物治疗。吃药之后，发现效果很好，对症治疗很快就控制住了症状。患者会感慨：原来走了这么多的弯路！要是早点去医院就好了！

有的患者吃了很多药也不管用。从药物治疗，到物理治疗，尝试了各种医学模式下主流的方法和药物，均不见效，甚至还出现了副作用，这也是不罕见的事情。

所以千差万别，每个人的情况都不同。

总体来说，药物治疗还是最稳妥、“赢面最大”的选择。有人说“药物会有这样那样的副作用……”“药物一旦吃了就离不开了……”“是药三分毒……”“药伤大脑、伤身体……”药物的确不是万能的，甚至有相当比例的精神疾病用药物治疗丝毫没有效果，药物并不能解决所有心理疾病患者的问题。

但是，药物治疗代表着人类目前医学和科学的最高成就水准，尽管还有很多瑕疵，甚至是副作用，总体来说，它为人类带来的益处大于害处。

心理治疗（或者换言之心理咨询，二者的界定不同，但工作目标一致，以下暂统称为心理治疗）是没有任何药物方面的副作用的，即使治疗不成功，也不会给患者带来损害（当然，心理咨询师或心理治疗师职业操作有误导致来访者受伤害的除外）。

心理治疗由来已久。倘若从近现代算起，无疑要以弗洛伊德的精神分析作为标志。

弗洛伊德很多人听过，他的潜意识学说和精神分析法已经闻名了上百年。

一套温暖、慵懒的沙发，装点了半个屋子的 19 世纪欧洲古典饰品，地上铺着厚重、色彩鲜明的地毯……这就是弗洛伊德对来访者进行精神分析和治疗的地方。

20 世纪，心理治疗和心理卫生运动在美国兴起。这里不得不提到一个伟大的人——克利福德·比尔斯。比尔斯出生于美国，24 岁的时候因为精神疾病入院，在三年住院期间，他体验到了精神病院对患者的冷酷和不人道的对待。病愈出院后，他将自己的所见所闻写成了一本自传式著作《一颗找回自我的心》。该书在社会上引起了极大反响，比尔斯将当时社会对精神病人的歧视和不尊重写进了书里，同时积极地为精神病人的糟糕处境奔走和呼吁，立志改变精神疾病患者受到的不公正待遇。

越来越多的人开始认识、理解并支持比尔斯，1908年5月，比尔斯成立了“康涅狄格州心理卫生协会”，这是世界上第一个心理卫生组织。比尔斯确立协会的工作目标是普及正确的心理卫生知识，用科学化、人性化的方式来防治各类精神心理疾病，用服务化、个性化的尊重方式来对待精神疾病患者，提高精神病患者的待遇。

在比尔斯的带动下，世界上各个国家先后建立了自己的心理卫生组织。1930年5月5日，来自53个国家和地区的3000余名代表在美国华盛顿召开了第一届国际心理卫生大会，标志着心理卫生运动在全世界拉开了帷幕。

心理卫生运动的兴起同时伴随和促进着现代心理治疗的兴盛。

20世纪50年代以后，美国心理学会先后成立了心理咨询协会、心理治疗协会、精神分析学会等对现代心理治疗影响深远的组织。与此同时，也诞生了一批心理治疗的代表人物和疗法流派。

据不完全统计，目前的心理治疗流派已有二百余种，其中以 CBT（认知行为疗法）、精神分析流派、人本主义疗法、催眠为耳熟能详的代表。现在市面上执业的心理咨询师，多以 CBT 和精神分析流派为主。

根据以上介绍，大家基本能看出无论是现代的药物治疗，还是所谓的心理疗法，都是在 20 世纪集中蓬勃发展，逐渐壮大，形成今天的局面的。

那么一个出现了心理问题，或者罹患了精神疾病的人如何选择药物治疗和心理治疗呢？

如果患者确诊了精神或心理疾病，单独进行心理治疗的效果十分有限。心理治疗就好比是养生、保健、锻炼的作用，一个人如果确实生了病，就需要打针、吃药进行治疗，单独使用保健品和营养品调养或许可在一定程度上治疗疾病，但是效果是有限的。假如一个人平时经常锻炼身体，抵抗感冒和发烧的免疫力就会增强；如果在感冒发烧之后再去锻炼身体、增强体质，无疑是错误和为之过晚的行为。心理治疗也是同样的道理。

心理咨询师觉得对于心理疾病，药物不是最好的方式，因为药物不能让人成长，心理治疗却可以。心理治疗可以改变一个人的认知、思维，可以让一个人从内心改变，是最好的方式。

抱有这样看法的心理咨询师，甚至是精神科医生以及患者、家属并不少，很可惜，这样的观点有很大问题。

我们往往会觉得一个人是因为脆弱而得心理疾病，其实相反，是一个人得了心理疾病而脆弱。

心理治疗和药物治疗的关系正如营养品和药物、锻炼养生和打针吃药，前者是从认知、内心、思想上影响和改变一个人，后者是从生理上对身体进行干预。

两者可以同时进行，一定要根据当事人的具体情况。有些轻中度的心理问题，并未构成生理意义上的“病”，选择进行心理干预、心理治疗，从心理层面入手解决，是正确的途径。能使当事人的内心问题得到解决，从而使心理素质得到提升成长，更好地将危机转化为使自己获益的机会。

如果已经确实构成生理意义上的病症，药物治疗是最直接的方式，相较之下，心理治疗的作用缓慢而微弱。

心理治疗在某种程度上自然是有益无害，就像是在疾病治疗的过程中服用营养品、强身健体，对健康只有好处没有坏处。但是这个问题一定要辨别清楚，要明白心理治疗的界限在哪里，不能将希望全部寄托在它上面。

当然，也要考虑自己的经济状况，目前药物治疗的费用要较心理治疗低不少，在选择的时候要根据自己的情况来决定。

❺ 如何选择一位合适的心理咨询师

如果确定要采用心理咨询或心理治疗的方式来进行求助，那么如何选择一位靠谱的、合适的心理咨询师也大有学问。

很多人觉得心理咨询师嘛，都是一样的，随便找一个不就行了。

问题不是这样的，目前中国市面上的心理咨询师千差万别，良莠不齐。

简单来说，我国的心理咨询师分为三类：体制派、江湖派、爱心派。

体制派是指医院、高校内的心理咨询师或心理治疗师，其中只有在医院执业、从事心理工作的人员才可被称为心理治疗师。这类是“正规”体制和系统内的咨询师，一般都在医院或学校有正式任职。咨询地点基本在医院或高校的心理咨询室。

江湖派是指市面上可以见到的心理咨询师。现在的心理咨询公司、心理咨询机构、心理服务组织，以及单独出来执业的个体心理咨询师，都属于江湖派。他们的咨询地点一般在社会机构、公司，以及独立的心理咨询工作室。

爱心派则是指一些非营利性的组织机构所提供的心理服务，医院、高校提供的免费心理援助支持，或社会上一些公益的心理活动。特点是免费、公益，或者象征性地收取少量费用。

体制派心理咨询师的特点是一般有“公职”在身，高校的心理咨询大多只对本校师生开放，医院的心理咨询或者心理治疗可以通过门诊挂号预约，费用每个医院不等，国家公立医院费用一般不会很高，比“江湖派”要低得多。

也有一些体制内的心理咨询师单独出来执业。

体制派说完了，聊聊江湖派心理咨询师。在这里，“江湖派”没有贬义。江湖派的特点是以商业服务性质为主，属于营利性的商业组织，价格偏高，心理咨询通常按次数收费，每次1个小时或50分钟，收费两三百到上千不等。

江湖派咨询师立足于市场，一些生存时间较久、专业经验丰富的机构和心理咨询师相对可靠，心理咨询行业的规范在逐渐改进和完善，心理咨询前都会签订相应的保障条约，来访者的利益还是能够得到保障的。

唯一的缺点，或许是费用的问题。心理咨询行业的收费还是偏高的，在选择咨询时，要量力而行。

最“划算”的无疑是找一位爱心派心理咨询师了。爱心派心理咨询师一般是在公益组织活动、心理援助热线，或政府组织的心理援助服务中以公益人员的身份参与，不需要来访者承担全部或过多的费用。

“体制派”心理咨询师和“爱心派”心理咨询师的资源是有限的。现在心理服务的人群需求量大，体制内和爱心公益资源少，可保证持续心理咨询的稳定性偏差，有些咨询并不能完全按照咨询设置来完成，例如每次咨询时间或许达不到 50 分钟或 1 小时，对来访者不能提供每周或固定时间进行咨询，这样就影响了心理咨询的质量和效果。

体制派心理咨询师的优点是有保障、费用低，如果在医院，一般还可以使用医保。爱心派心理咨询师更不用说了，公益活动往往是免费的，这对经济窘迫的来访者，的确在某种程度上是莫大的支持与援助。

所以说，各有利弊，还是要根据自己的情况来选择。

如果心理咨询的费用超出了自身或者家庭能够承担

的范围，那么要从长远考虑，即是否要做心理咨询，做什么价位的心理咨询，预计能够承担多少次心理咨询的费用等。

如果自身的心理问题已经严重影响生活、工作和学习，解决内心问题则是主要矛盾，在经济和其他条件允许的情况下，选择做合适的心理咨询是正确的选择。心理问题解决了，或许工作、学习上遇到的难题也会不攻自破。

两害相权取其轻，认识到自己的主要矛盾，去解决主要矛盾，方为上策。

这是根据经济、时间、精力等综合因素来决定是否要选择心理咨询师，具体到如何挑选某位可靠的心理咨询师，则要看心理咨询师的背景、专业资历、从业年限等等。

心理咨询师的专业背景比较简单，可以看看其毕业于哪里，本、硕、博读的什么专业，目前持有什么资格证书，受过哪些专业的培训，咨询方式以什么为主等。

国内的心理咨询师相当一部分大学读的并不是心理学专业，而是接受了继续教育、参加了专业和流派的培训，通过非全日制的方式进行学习，这是正常的。需要看其具体受过哪些培训，是否积累够了执业所需的知识和技能。

寻找一位合适的心理咨询师，其专业背景和资质占三分之一，为人和特质占三分之一，双方的匹配度也占三分之一。

心理咨询师个人因素的影响，要大于其咨询流派；决定咨询效果的，最终是心理咨询的设置以及心理咨询师的个人素养，而不是咨询技术本身。

寻找到一位匹配的心理咨询师，双方的匹配度也是因素之一。

心理咨询师会在咨询的日子里陪伴你很长时间，双方会共处、面对你内心最深层的情感，你的许多隐私、创伤、爱恨，以及难以启齿的秘密和故事都可能会与他（她）分享，在你信任他（她）的同时，他（她）还能够一如既往地安慰你、理解你、支持你，给你力量和温暖，不让你觉得伤害、难堪，甚至是所托非人。

所以不要将每一位心理咨询师视等同而论，你接触他（她）的时候，内心的感受、对方带给你的感觉，是各不相同、不可忽视的。

如果一位心理咨询师专业背景足够强大，在他人口中也是一位不错的心理咨询师，但你和他（她）在一起的感觉很别扭，甚至他（她）给你的感受是不舒服的，那么勉强自己或许并非明智之举。心理咨询是两个活生生的人，两颗不同的心在一起相互交流、支持，不是冰冷冷的身份和外表，双方的匹配度是很重要的因素。

现在市面上的心理咨询师良莠不齐，在选择的时候需要仔细甄别。以上所说的希望对大家能有一些帮助，如果确定了要做心理咨询，希望大家都能够找到匹配、合适的心理咨询师，在咨询中真正有所获益。

第七章 抑郁的“左邻右舍”：魑魅魍魉怎么它就这么多

在心理疾病的苦海中，不止“抑郁症”一只妖魔

❶ 焦虑和抑郁：一对狐朋狗友

在抑郁的路上，往往还有一个“臭味相投”的朋友——焦虑。

焦虑本来是一种正常的情绪，是人体正常的功能，在人类的生存历史上，原本起着积极的作用。但是焦虑过了头，便成了一种病症。焦虑症——这个在精神科疾病当中臭名昭著的东西，和抑郁症一样，折磨着人类，使

人类失去原有的快乐和健康。

这里要说明的是，焦虑症是一种独立的疾病，在精神科疾病分类体系当中，拥有“一席之地”。但焦虑症状常常见于抑郁症的患病过程当中，焦虑症和抑郁症共病，成为“难兄难弟”“狐朋狗友”，成双成对地出现于患者身上。

焦虑症可以独立成病，如果患者只是以焦虑症状为主，没有出现抑郁症状，一般会诊断为焦虑症。在临床上，多见的是抑郁症和焦虑症同时出现，此时一般诊断为抑郁症，同时伴有焦虑（在临床上，精神疾病的分类体系当中，抑郁的严重程度相对稍高于焦虑）。

长时间的抑郁会引发焦虑，持久的焦虑也容易引发抑郁。在临床上，患者往往饱受抑郁和焦虑的双重折磨。

焦虑可以分为现实性的焦虑和病理性的焦虑两种。

现实性的焦虑，是人类在遇见真实的危险或者处于有潜在威胁的环境当中，出现的正常焦虑反应；病理性的焦虑，则是在缺少威胁环境和刺激源的情况下，出现的不合理的焦虑。

现实性的焦虑人人都会出现，是一种极为常见的情绪，通常会由事件引发。现实生活中出现了一定的刺激源，工作、学习中遇到了压力和挑战，会出现焦虑的情绪。

这时的焦虑，不是人类的阻碍，不会成为困扰人们的因素，相反，会使得人们的能量和精力聚焦，短时间内提高人的生理应激水平，如心跳的加速、呼吸的加快、皮肤毛孔的扩张、血液流速的加快等等，使得人们更好地应对眼前的问题。

病理性的焦虑是指那些超出了正常范围，或者和环境不相匹配、与实际情境不相符的病态性焦虑反应。现实中并未出现威胁因素，或者环境的威胁不足以引起人的焦虑情绪时，反常出现的焦虑应激反应。

现实性的焦虑是不需要治疗的，病理性的焦虑给人们带来的危害往往要大于好处，需要进行治疗。

当事者很难分清哪些是现实性的焦虑，哪些是病理性的焦虑。现代由于医学和文明的发展，人们了解到了焦虑可以作为一种疾病出现。在过去漫长的历史中，人们是无法发现焦虑症的。

还记得课本里那个杞人忧天的故事吗？它记载于《列子·天瑞》，讲杞国有个人，每天担心天会塌下来，砸死自己。就这样，饭也不吃，觉也不睡，忧心忡忡，别人劝他也没有用，惶惶不可终日。

在这个故事中，人们往往只会笑话这个杞人的胆小、过于多虑。却很少有人通过事物的表象去看到，这个杞人或许不是胆小，而是患了以焦虑症状为主的精神疾病。

如果说某个人胆小是面临危险情境时缺乏勇气，不敢面对恐惧的来源，那么，在没有危险来临的时候，一个人过度的思虑和担心，总是凭空想象压根不存在或者很小概率会发生的危险，并且严重影响到了自己的生活，那么就不是所谓的胆小，而是病态的反映。

杞人遭人误解，是杞人的不幸。杞人在这个例子当中，明显是病了，患有焦虑障碍一类的心理疾病。对危险过度防御，明知道没有必要，但控制不了自己的心态，认识与情绪严重脱离，是焦虑症的典型体现。

有时候，真相与谬误仅是一线之隔。在人们发现真理之前，难以辨别哪些是正确的认识，哪些是错误的理解。就像焦虑的情绪与焦虑的病症一样，看似差不多，实乃天壤之别。

焦虑情绪和焦虑症，共同使用着“焦虑”这个词语，本身就是一件容易引人误解的事。

用焦虑这个词来定义焦虑症，本来就显得“程度轻了些”，或者说“不足以让人体会到焦虑症的可怕与严重”。抑郁症也是如此，“抑郁”这个词语本身不足以引起人的重视，而且会让人有这只是一种心理和情绪的错觉。

然而焦虑症和抑郁症都是严重的精神性疾病，仅用焦虑或抑郁来形容是远远不够的。

在《辞源》中，“焦虑”一词最早的出处，是唐代诗人温庭筠的散文《上蒋侍郎启二首》中的“劳神焦虑，消日忘年”。

后来在清朝蒲松龄的《聊斋志异》中，曾这样说：“我适至提学署中，见文宗公事旁午，所焦虑者殊不在文也。”

此外，中国古人谈焦虑，多用“忧”“愁”来表示：

独倚危楼，不信人间别有愁……

而今识尽愁滋味，欲说还休……

抽刀断水水更流，举杯消愁愁更愁……

月落乌啼霜满天，江枫渔火对愁眠……

问君能有几多愁，恰似一江春水向东流……

等等等等。

在这些“焦虑”中，有些是对家国故乡的情怀，有些是对儿女情长的眷念。

无论怎样，只要焦虑的情绪控制在一定的范围内，而且有明确的对象或指向内容，就不能说是焦虑症。这样的焦虑，即使“劳神焦虑，消日忘年”，也只是一种强烈的焦虑情绪，有着明确起因，而非疾病。

我们以前经常听到一个词，叫作“无病呻吟”，一般用来形容人的矫情，或文人墨客的多愁善感。此外，或许也存在“疾病”的可能性。

一个残酷的真相是：很多隐性的焦虑患者内心几乎时刻体验着焦愁和烦躁，然而过去由于人们认知的不到位，这些患者是没有人能够理解的。如果在日常生活中用常人的眼光看去，这些人或许是“无病呻吟”，抑或“过于矫情”。

焦虑症患者“内心的过滤器”往往放大事情所带来的感受，患者常常会为一件小事而感到过分担心与难受，表面看起来似乎是患者的心理素质不足、承不住事、遇事容易崩，实则是患者被疾病所困，叫天天不应、叫地地不灵，在这种状况中，患者遭受着误解，真是有苦说不出！

焦虑和抑郁是两种恶性的精神心理症状，往往沾上其一，就够一个人难受得叫苦不迭了。如果不幸摊上了两样，只能说是患者的不幸，需要尽早地治疗，否则会给生活带来严重的困扰。

临床上，抑郁和焦虑常常相伴出现。抑郁的时候，束手无策，便会焦虑；焦虑时，得不到缓解，时间一久就难免会抑郁。

如果把焦虑的感受比作一块烧红的木炭，那么抑郁则是一块沉重的冰块。

抑郁令人沉重无力、动弹不得、消极沉沦、束手无策。焦虑则让人六神无主、烦躁慌乱、惴惴不安。

真是一对难兄难弟，狐朋狗友！

❷ 双相情感障碍——抑郁症和躁郁症

在精神科的疾病当中，还有一类叫作双相情感障碍，也被称作躁郁症。是躁狂和抑郁症状交替出现，比之单纯的抑郁症，更加痛苦不堪。

躁狂在精神科疾病中被列为独立的症状表现，其临床相与抑郁相反。抑郁的特点是思维缓慢、情绪低落、意志行为减退；而躁狂的表现恰恰是思维奔逸、情绪高涨、意志行为增强。

3 月 30 日是梵高先生的生日，也是“世界双相情感障碍日”，由国际双相障碍学会和国际双相障碍基金会联合发起。

梵高 1853 年 3 月 30 日出生于荷兰，是世界上最伟大的画家之一。梵高一生中留下了多幅巨作，取得了不朽的成就。然而，就是这样一位伟大的天才画家，一生却饱受精神疾病的折磨。

1890 年 7 月，梵高为这个世界留下了最后一幅宝贵的作品。其后，开枪自尽。

年仅 37 岁。

有人说，躁郁症或许给梵高带来了创作的动力与灵感，因为在躁狂发作期间，患者会感觉良好，能力、精力、情绪似乎都得到了很大的提升，此时的患者，往往会行为意志增强，有很多平时不曾有的冲动和想法，在不知情的人看来，患者情绪高涨、精力旺盛，甚至能力大增。

片面地认为躁郁症给梵高带来了创作的灵感，只有好处，忽略了其本身带来的巨大危害，是错误的！

躁郁症或许给梵高带来了不一样的生命体验、异常的情绪和觉知，以及与他人不同的内心世界，但是躁郁症危害巨大，给患者带来的往往是破坏、毁灭，以及无法控制的病态冲动。梵高先生英年开枪自杀，实在是受到了疾病的巨大痛苦与折磨。

我们应该辩证地看待疾病，不能过于美化疾病的“好处”，以至于忽视了疾病的危害。

躁郁症的特点是躁狂症状与抑郁症状同时存在于患者身上，有的是交替发作，有的是混合出现，也有的是快速循环型发作，在很短时间甚至一天之内就能交替出现！其复杂程度，令人咂舌、慨叹！

究其原因，是患者大脑内生理物质水平紊乱。根据巴甫洛夫的观点，神经最基本的功能是兴奋和抑制，普通人的兴奋与抑制是协调、平衡的，而精神疾病患者大脑内神经活动的兴奋与抑制功能失去了平衡，出现了紊乱和不稳定的异常现象。

如果说抑郁症的异常表现是神经活动的过分抑制导致，那么躁狂症状便是神经活动的异常兴奋所致。

历史上，从来有种说法，躁郁症是“天才病”，罹患这种疾病的人都是天才，不是天才不会得这种病。

表面上看，的确精神疾病找上的都是那些智商高、聪明、脑子好使的人，这里面有很复杂的生理原因，但是将躁郁症归为“天才病”，既有好处，也有坏处。

好处是能够慰藉患者的心理，让患者从精神上相信患病不是件耻辱的事；相反，是具有非凡才能的人才会得上，这让患者会好受很多，也捍卫了患者的体面和尊严。患有躁郁症的人当中，的确有很多才能出众，这样的说法鼓励了患者的信心。

坏处是过分美化疾病的形象与本质，会让人更加不理解患者：既然是天才病，普通人羡慕都来不及，你还有什么好痛苦的呢？对疾病的美化，会使人淡化疾病背后的危害和可怕，人们理解患者和疾病时，往往容易陷入偏见，无视患者的痛苦。

双相情感障碍是比单纯抑郁症更麻烦、棘手、痛苦的疾病。除非患者到了在他人看来明显处于异常状态的严重程度，才会被他人察觉。一般的“轻躁”，发作程度并没有那么严重，患者主观上并不会觉得糟糕，而且“能力”增强，脑子感觉转得很快，很难让人察觉是在病态当中。双相一般可以简单分为Ⅰ型和Ⅱ型，Ⅰ型的双相以躁狂为主，躁狂严重，发作时常常导致一些很坏的后果。比如患者会极大程度地浪费钱财，将积蓄挥霍一空。又比如会去做原本不会做出的事：性生活放纵、做事充满激情、不考虑后果、胆量和精力变得异常大等等。Ⅱ型双相以抑郁为主，伴随躁狂发作。Ⅱ型双相十分像抑郁症，躁狂发作不明显，破坏和持续力没有那么大，患者常常误以为自己就是抑郁症，联想不到双相。

可悲的是，一些医院的精神科医生甚至都不能彻底了解双相情感障碍。

大医院医生虽然具备诊断双相的能力，但是信息和线索往往难以掌握全面，患者和家属一般只会将抑郁症状记录清晰，向医生汇报。有经验的医生，会多问一些问题，来查明是不是双相。例如“你最近有没有某段时间感觉很兴奋？”“你有没有出现过和抑郁相反的状态？”

轻躁本身严重程度不大，患者难以回忆、识别、确认。这样就导致了许多双相患者在临床上错误地被当作单纯的抑郁症来诊治。

如果患有双相情感障碍，用药方法和治疗模式与单纯的抑郁症明显不同，甚至截然相反。

所以正确地诊断很重要，患者也要及时地觉察到自己的所有状态，就诊时将病情、信息客观完整地描述给医生，从而提高诊断的正确率，对症治病。

❸ 精神分裂症——无辜的破碎之心

在精神科，还有一类严重的疾病，即精神分裂症。

曾经有部电影，叫作《美丽心灵》，讲的是一位数学家患有精神分裂症，与疾病做斗争的故事。故事由真实事件改编，原型是数学家、经济学家约翰·纳什，他在壮年罹患了精神分裂症，同时也是 1994 年诺贝尔经济学奖的得主。

电影很感人，将精神分裂症以艺术化的方式呈现在了银幕上，故事的结局也算美好：纳什没有彻底痊愈，但是在家人的陪伴、朋友的支持下，仍然过着健全、有尊严的生活。

我们看影片，对疾病的可憎、命运的无常感到唏嘘的同时，也为纳什最终并不算差的结局而欣慰。

然而，现实比电影残酷!

很多精神病院病区里面，住着几年、十几年，甚至几十年的病人，他们以精神分裂症为主，社会功能损害得极其严重，只能住在医院里，甚至是在医院中度过余生。

精神分裂症病人在医院终老还不算最不幸的。我们以前会在新闻中、报道中看到：精神病人被家属用铁链套起来……精神病人持刀杀人伤人……精神病人流落街头……关于精神病人“下场”和结局凄惨的故事。

我们日常说的“疯子”“神志不清”的人，很大一部分是患有精神分裂症的人。精神分裂症是一种恶性的精神疾病，在所有的精神疾病谱系当中几乎算是最严重、最不幸、最痛苦的了。

程度尚轻的精神分裂症患者可能会保留部分自知力（即能够清晰觉察自身异常状态的能力），而重度的精神分裂症患者在发作期间几乎丧失了自知力，无法意识到自己的异常和病情。这时的精神分裂症患者是最危险的，失去了理智，自控能力大为下降，当事者痛苦，外人看了也难过不已。

我们看到的精神病人伤人案件，一般只能看到“凶手”的残忍，却不知作为伤人者的病人，很多时候主观上并不存在恶意的动机。

这么解释或许一般人很难理解，可以这么举例子：有些患者伤人是因为出现了幻听，比如所谓的“命令性幻听”，有个不存在的声音指使他去消灭那些“邪恶的人”，在外界看来，犯罪的精神病人千篇一律都是凶残、暴虐、失控的，但背后隐蔽着的，可能是一颗破裂、无奈、痛苦、被迫、混沌的心。

我们这么说，绝不是为精神病人犯罪开脱找理由，只是将事情的本质剖析出来，以便更好、更正确地认识事实，减少此类悲剧的发生。

大多数罹患了精神病的患者都是胆小、怯懦、回避人群的，极端事件是少数。

抑郁症患者犯法需要承担责任。抑郁症与精神分裂症是不同的两种疾病，临床表现也不同，抑郁症患者一般有自知力，在法律角度具备辨认自身行为与承担行为责任的全部能力。是否具备自知力是抑郁症与精神分裂症相区别的重点之一。

精神分裂症病人的症状分为阳性和阴性，阳性症状一般指幻听、幻视、妄想等，阴性症状指情感淡漠、思维贫乏，对外界环境回避退缩、缺乏正常的情感起伏等。

无论阳性症状还是阴性症状，精神分裂症对病人的损害都要比抑郁症大得多。临床上，精神分裂症也要比抑郁症的治疗难度更大，更不易康复。罹患精神分裂症，无论是对患者本人还是家庭，都是一场巨大的灾难。

目前在人群当中精神分裂症的患病率是千分之七左右，约为抑郁症的十分之一，估算下来，我国目前有1000万左右的精神分裂症患者，1亿左右的抑郁症患者。精神分裂症受生物学因素的影响较抑郁症来得更大，当然，心理和社会因素也常常作为精神分裂症的诱因。

住过院的抑郁症患者应该都知道，也与精神分裂症患者接触过。“同是天涯沦落人”，抑郁症相对算“幸运”一点。有些抑郁症患者也可能会出现如幻听、幻视等精神病性症状，但不作为主要临床相，所以，如果确诊是在抑郁症的疾病谱系，治疗效果和预后都要比精神分裂症乐观一些。

❹ 得病是因为脆弱吗？不见得！

很多人会有这样一个误区，即精神疾病和心理疾病患者是内心不够强大，太脆弱了，所以得病。或者，精神疾病和心理疾病是能够用意志力克服的，如果没有克服，还是说明内心不够强大。

这样的看法，可以说大错特错，甚至是无知、愚昧。

举例来说，人类历史上有很多伟大的人物罹患心理疾病，但仍然取得了不朽的成就。这，能够说明他们是脆弱的吗？

这些人能够做出伟大的事业，足以证明其意志力、思想、能力、毅力是超于常人的，事实上他们又的确患有疾病，没能用其所谓征服了事业的“意志力”同样去征服疾病。

这便足以说明，罹患精神疾病或心理疾病，与心理是否强大、意志力是否坚定，关系不大。

丹麦著名哲学家克尔凯郭尔，是一位在哲学上有着世界公认的巨大成就的思想者，是现代存在主义哲学的奠基人之一。他的著作有《非此即彼》《致死的疾病》《恐惧与战栗》等等。

克尔凯郭尔在事业上的成就有目共睹，但克尔凯郭尔本人却一直在受焦虑、抑郁的困扰。

克尔凯郭尔的著作中，大量充斥着“病症”“罪恶”“恐惧”“焦虑”“绝望”“信仰”等词汇，其本人对人类精神世界的苦痛认识之深刻，或许正是来源于自身的痛苦体验。

虽然不得不说，若果真如此的话，疾病和苦痛反而成就了他的哲学事业。但是话说回来，克尔凯郭尔即使成就了哲学地位，却依然没有办法用成就来解除自身的痛苦。

哲学家尚且如此，那些患心理疾病的大多数普通人就更应该明白：来自心灵上的痛苦，并非都是罪恶或者缺陷，也不是通过努力或者顿悟就必然能消除。

痛苦，更不会直接等于脆弱！。

美国大文豪海明威素有“文坛硬汉”之称，他在著名小说《老人与海》中，塑造了主人公——一位叫作圣地亚哥的老人伟岸、坚硬的形象，讲了一个人在面对困难时是如何永不放弃，始终在积极、顽强、坚毅地与命运和外界做着殊死搏斗，直至将人类所能发挥出的意志力极限一丝不剩地用尽、用光，也不言弃！

“一个人可以被毁灭，但不能被打败！”——这是来自海明威的一句激动人心的话。在圣地亚哥与海明威面前，恐怕大多数的人都不敢自称拥有比他们还强大的意志力吧？

然而，海明威在62岁的时候，在家中用猎枪对准了自己的脑袋，亲手结束了自己的生命。

这让人感慨、震惊。

很多人觉得，海明威是因为灵感枯竭、写不出好的文章而无法忍受，最终自杀。也有的人觉得，海明威最终自杀，等同于背叛了自己的“硬汉意志”，说到底内心还不是真正的强大。

能说出以上话的人，还不够了解海明威，更加不够了解“心理疾病”。

根据记载，海明威患有双相情感障碍或抑郁症，一生尤其是晚年深受精神疾病的折磨。

即使如海明威这样的硬汉，也不可能凭空用意志力去治愈自己的疾病。在疾病的折磨下，海明威毅然决然地选择了“被毁灭”，也决不投降。

我们不能评判海明威的做法，他当时所处的环境，外人很难去真正地理解他。但是，这样一位面对生命表现出大无畏的斗士，你能说他是因为脆弱而无法忍受抑郁吗？能说他是因为脆弱而罹患抑郁吗？

同样，一个人的内心，如果时常被焦虑、恐惧的感受所萦绕，那足以证明此人是一个胆小、懦弱的人吗？

非也！

不但不是，而我们甚至可以说，当事人带着常人难以理解的巨大抑郁、焦虑、恐惧的感受而仍在不屈不挠地生活、坚持，这本身便已是巨大的勇气和毅力。

如克尔凯郭尔那般，即使闻名世界，影响巨大，拥有深邃的思想和过人的智慧，仍然摆脱不了内心的煎熬。

克尔凯郭尔将自己致命的生命体验转化为了对哲学、人生的思考，将苦难变成了哲思的源泉，这并不是因为苦难本身值得感激，而是因为怀揣苦难的人拥有一颗坚韧、智慧的心。

得病是因为脆弱吗？不见得！

凭意志力不能让病魔消失是脆弱吗？更不见得！

第八章　是病不是错：你并不需为此担责

作为最容易被误解的疾病，人们需要知道：患者是生病了，而不是错了！

❶ 他们是病了，而不是错了……

很多人在面对抑郁症时，认为其中多少有患者自己的过错。但是不然，抑郁症和任何其他普通的疾病一样，是生理性或者器质性的病损，有自己的发病机制和临床症状。

患者是病了，而不是错了……

患者既无道德上的堕落，也无行为上的过错。

不幸的是，抑郁症患者没有得到和其他疾病患者同等待遇。面对疾病时，抑郁症患者总感觉是“低人一等”，又或者是“高人一等”。

“低人一等”在于患者总是很轻易地被认为患病是自己的问题，其中多少有自己的责任，或者过错。

而“高人一等”便在于会有一部分人，认为抑郁症是“富贵病”，只有那些在生计上不用发愁，同时又赋闲的人，才可能得抑郁症。

这些观点都是错误的。

科学已经有了较大发展，人们似乎对精神和物质的理解还停留在原始的认知水平上，很难理解精神与物质、生理与心理之间复杂微妙的关系。

抑郁症是有生理基础的精神性疾病，而精神的起源，正是大脑内那复杂似宇宙的神经综合系统。神经系统若有某处失常，则会导致对应的精神功能失常。

这样简单的道理，在人们面对抑郁症时，往往会忽略。人们习惯于将那些看起来“疯了”“傻了”的人归结为是“脑子”出了问题，面对抑郁症这般绝大多数时候能保持清醒和理智的精神障碍时，很难理解到是患者的生理和大脑出现了疾病。

这与我们的文化习惯相关。我们总是认为一个人的精神世界需要自己负100%的责任，一个人振作或是萎靡，高昂或是低沉，都是他自己选择和努力的结果。

然而并不是这样。

辩证唯物主义哲学强调人类意识的主观能动性，强调精神自主性，也强调意识要受物质的限制。

换言之，主观能动性是极其重要的，但不是万能的，精神要受到生理物质的限制。

大脑不仅是精神世界的发源地，也是神经生理的汇合处。

我们往往忽略这个事实。在面对他人的时候，不禁会做出“你的内心世界如何，完全由你自己来负责”的态度。

这态度似乎是理所应当的，听上去没有什么问题。

为自己的遭遇承担100%的责任，这句话的适用范围是有限的。至少对抑郁症患者来说，是错误的。

抑郁症的患病机制今天仍然没有彻底弄清楚，医学界提出了很多假说，包括最著名的“单胺假说”。但是无论哪种假说，都没有彻底揭开抑郁症的神秘本质。

抑郁症的发病机制极其复杂，不仅涉及基因以及大脑内的化学物质变化，也涉及心理、性格、社会事件、外在环境等影响因素。现在较为公认的是生物—心理—社会共同起作用的三因素模型。

在三因素模型中，作用最大的是生物因素。包括抑郁症在内的很多精神疾病，都是遗传因素大于后天因素。也就是说，一个生理上具有易感性的人，患病的概率要大很多很多。

当然也不是只有生物因素起作用，后天的心理以及社会事件，同样也会起不小的作用。

有的人家族中带有抑郁症的易感基因，同样健康平安，没有罹患抑郁症。有的人并没有可见的遗传因素，照样可以罹患抑郁症，这样的例子也不少。

在三因素中，我们不该为自己的生理原因负责；面对复杂的社会环境，我们也很难选择自己遇到的事情；唯有在心理因素上，我们有一定的主观能动性，可以在一定范围内进行选择和努力。

如果说一个人需要为自己全部的心理世界来“买单”，无论看似强大还是弱小，欢乐还是忧愁，都完全是这个人自己的责任与问题。

这样说对吗？

也不见得正确！一个人心理上的特性，有后天选择与自我塑造的成分，但很大程度由先天和生理决定。即使日常生活中常说的一个人“坚强”或是“脆弱”，“心大”还是“心小”，“容易想得开”和“凡事想不开”，仍然是由先天的禀赋、遗传的基础、早年的环境塑造的。这些是人类自身无法控制的。

这样就有一个问题：在诸多外在的不能控制的因素之外，还剩下多少事物是我们真正能控制的？

抑郁症患者得不到家人和朋友的理解，更遑论其他人了。在患了病以后，承担着疾病本身的巨大痛苦之余，还要面对和应付来自他人的偏见和误解，世上最苦闷的事情也莫过于此了。

更有甚者，患者自己也不理解自己。这听起来好像很荒谬，却是太常见的事实。患者在带着病症的时候，思维和情感都变得狭窄、扭曲，加剧了患者对自身疾病的偏见。

一些患者患病之后，由于文化、认知、环境的原因，不承认自己生了病，或者将病视作自己的过错或耻辱。

除了这些由来已久的偏见之外，抑郁症本身的症状便带有自罪、自责的特点。这些对自身的苛责加在一起，是导致抑郁症高自杀率的罪魁祸首之一！

我们对精神医学和心理知识的了解是该得到普及了。就从抑郁症开始，我们首先要改变患病这件事情是患者本人的过错这一观点。

他们只是病了，不是错了。

❷ 质问上天：我为什么抑郁？

如果这个世界有最初的设计者，他（她）一定是嫌人类过得太幸福了，以至于设计出抑郁症这样的东西。

世间如果本没有抑郁症，那么其实很难想象还会存在这样的事物。

抑郁症和基因有莫大的关系。根据国内外的最新研究和报道，基本能够确定在人体的基因组中，有部分位点是与抑郁症强相关的。这些研究不仅证实了生理的遗传因素对抑郁症的影响，而且证明了抑郁症并非简单的“心理问题”，在为抑郁症患者是否该为疾病“负责”的问题上，减轻了患者的负担。

我们不禁发问：我为何抑郁？为什么不幸的那个人是我？

站在历史的角度上，我们对抑郁症的理解已经有了极大的进步。从过去的一无所知，对患者的盲目误解、指责，到现在的逐渐能够认识到抑郁症的实质，人类经历了漫长的过程，付出了巨大的代价，才有了比过去客观得多的认识。

但是，彻底搞懂抑郁症本质，找到彻底治疗它的方法，我们做得还不够。

经常有人说抑郁症是为了让人类过得更好，是为了让我们更好地了解自己等等。这样的言论，美化了抑郁症的形象，在拼命地为抑郁症的出现寻找我们能够接受的意义。

这样的解释能够宽慰我们，让我们不再抱怨，放弃对抑郁症的质问。这样的想法倘若出自饱经磨难的患者之口，是真正历尽艰辛的当事者对命运的最终释然，倒也无可厚非。倘若是某些未经真相，不真正了解抑郁症之苦的置身事外者对疾病的随意评价，应该要坚决予以反驳。

有句话叫作“未经他人苦，莫劝他人善”，抑郁症的真正意义，人类仍然没有厘清。

也或许，抑郁症本身并无什么意义，它仅仅是大自然的一部分，被人们撞见罢了。

然而，如果真是这样的答案，那人们赖以安慰的那种种解释，不过都是为了让自我的感受更好一点罢了。

抑郁症患者最不缺的东西之一就是“心灵鸡汤”。

例如，有一个在路上本来走得好好的、却突然平白无故摔了一跤的人，你不去安慰他，不去看到他的无辜，却一味地只是指责他的不是，毫无根据地让他反思自己的问题，猜测上天让他跌这一跤的“良苦用心”……

这实在是让患者有苦说不出。

很多抑郁症患者被迫在这种主流的，看似阳光的、“正能量”的说法中，安慰自己的遭遇，从自己的疾病当中攫取正向的意义，甚至是感恩疾病，感谢抑郁症的出现，似乎抑郁症让人们的生活变得更好。

这是不对的。抑郁症不会让我们过得更好，也绝不会是我们的朋友。它只是一种令人痛苦的病症，是一场悲惨不幸的灾难，它最初的出现，绝没有我们给它赋予的善意，只是给人类无穷无尽的痛苦。

那些所谓“抑郁症是朋友”“要感谢抑郁症在生命中出现”等之类的话，只是人们迫不得已而赋予之，绝不代表抑郁症这类病魔真的成了我们的朋友。

抑郁也不值得我们感激。

在这场灾难中，值得感激的只有自己，以及在艰难困苦之路上，积极帮助过自己的亲人和朋友。

那些鼓励人去勇敢面对的、积极治疗的、面对现实的意见和观点，是可取的；那些使人们放弃求索、美化疾病、美化苦难的说辞和观点，是该被驳斥的。

我们遇见了抑郁症，要积极面对，看清现实，与它搏斗、抗争，哪有时间和精力再去“感恩”这个魔鬼呢。

有些人信仰上帝，有些人信仰佛教，还有的人是坚定的唯物主义者。但疾病却不会因为你有何种信仰，而对你特殊对待。许多人对疾病抱有侥幸，因为种种理由而不去接受正规的治疗，白白耽误了时间，贻误了健康。

或许目前以人类的认知还无法揭晓疾病的真正含义，但疾病带给人们的痛苦、磨难，都是真实的，刻骨铭心的，无法忽视的，难以忘记的。

也许站在更高的角度上，疾病有自己出现的真正价值，但这场浩劫是无论如何无法让人类释怀的。每颗遭受过抑郁症之苦的心，都尝过身处地狱的滋味。在那种手脚被束缚、心灵被封印的状态中，人类失去了掌控自己命运的力量，也感受不到世界上的任何欢乐与美好，留给自己的，只有绵绵无尽的万箭穿心般的感觉，就像是孤独地漂泊在太空中的微尘一样，恐惧、无力、惶恐、痛苦……

信仰神明并不会让疾病消失，精神疾病的历史已经证明了这一切。

我们的神明究竟在哪里？苦苦沦陷在抑郁症当中的人，有许多都曾发出过这样的追问。

然而，没有答案……

没有神明来出现，唯一能做的，就是——自救！

每个抑郁症患者的面前，都摆放了一个巨大的难题，这个难题或许超过了许多来自生活中的困难，患者在患病期间，学会了隐忍、坚强，与苦难做斗争的本领。

可以说每个挣扎在抑郁症旋涡中的人，都是坚强的、伟岸的！

有一句话倒是引人深思——

当你面对过了抑郁症之后，未来再很少会出现比它更糟糕的事物了。

❸ 西西弗斯与普罗米修斯

在古希腊神话中，有两个悲剧人物——西西弗斯与普罗米修斯。

西西弗斯是人间一位足智多谋的人，他的聪慧惹怒了包括宙斯在内的众神。西西弗斯甚至一度用计绑架了地狱的死神，让人间很久没有人死去。后来，众神开始报复西西弗斯，他们让西西弗斯将一块硕大无比的巨石无休止地推到山顶……

每天，西西弗斯在清晨推着巨石，艰难地迈向山顶。到了黄昏时分，沉重的巨石又会顺着陡坡滚下……第二天西西弗斯又要重复着昨天的苦力，继续推着巨石往山上走去，周而复始……

西西弗斯的命运就看似在这永无止境的日子里消磨殆尽，永无希望。

西西弗斯是个英雄，在这永无生气的日子里，不屈、反抗。西西弗斯也是个巨大的悲惨英雄，拥有着全天下最不幸的命运，最悲惨的遭遇。

人世间最惨的事莫过于让一种痛苦永无止境地发生下去，西西弗斯的痛苦正是如此。每天干着一件没有希望也没有出头之日的事，既无价值也无意义，还要永久地承受着漫无边际的苦。

西西弗斯即使是一个顶天立地的英雄，也难免在这种无趣、无聊且可怕、永恒的日子里意气消沉。

面对永恒的巨石、悲惨的命运，西西弗斯想过了很多，一路走来，西西弗斯的心路历程便像是真正得了抑郁症的人一样，感受到的只有黑暗、无奈、无助、痛苦，以及绝望和迷茫。

在某一阶段，或者在一部分抑郁症患者的眼里，感受到的就是西西弗斯的命运。

在罹患了心理疾病之后，命运变得就像一条永无希望的路，或者一只失控的皮球，不知道它会滚向哪里。

西西弗斯命运的可怕之处便在于，它似乎永远在给人希望，又会不断地失望，命运将无止境的“轮回”之枷锁，牢牢地套在患者的身上，让患者动弹不得。

最可怕的事物莫过于此了，即永无止境地受苦和不断重复希望—失望—再希望—再失望的过程。这是最消耗人类身心的痛苦，也是最让人类恐惧的事。

和西西弗斯的命运相像的，还有一位古希腊神话当中的人物——普罗米修斯。

普罗米修斯是古希腊神话中泰坦族的一员，他欺骗了宙斯，给人间带去了火种，教会了人类如何使用火，因而触怒了宙斯，受到了惩罚，被绑在高加索山的一处悬崖上，每天会有一只恶鹰来啄食他的肝脏。到了第二天，肝脏会重新长好，恶鹰又来啄食着他重新长好的肝脏……

周而复始，不断受着同样的惩罚，普罗米修斯承受着永无止境的痛苦……

和西西弗斯一样，普罗米修斯也拥有着可怕和噩梦般的悲惨命运！

在重复的苦难面前，个体显得无比渺小和微弱。

很多人看到西西弗斯和普罗米修斯的故事会受到极大的感触。尤其是经历过痛苦的人，在漫长的苦难面前，没有语言能够彻底形诸这种恐怖。

西西弗斯和普罗米修斯本是神话中的人物，他们的遭遇也是人们编造出来的。但是，艺术来源于现实，人们在创造神话的时候，无非是参照自我的内心与人类的命运而刻画的。西西弗斯和普罗米修斯这两位人物，恐怕是人类所能用想象力构想出来的关于自身的最可悲、最可怕的命运了。

人间的欢乐有许多，苦难也有许多。在所有的苦难里，抑郁症并不是唯一的一个。但是，抑郁症这种剥夺了人精神自由的枷锁，恐怕是诸多苦难当中最匪夷所思的一个。

生活上的磨难至多是外界的因素，可以通过自身的调整和恰当的努力减少和面对，即使再大的天灾人祸，也会随着时间的流逝而逐渐地抹平。但抑郁症之类的心理疾病不是这样，如果得不到合适的治疗，病情只会随着时间的累积而越加延误，患者非但不会在时间的流转下等来痛苦的消失，而且会在看似永无止境的道路上一点一点消磨掉耐心与信心。对一个人来说，失去信心是最可怕的。

本节拿西西弗斯和普罗米修斯这两位神话人物来举例，正是想让人理解、看到抑郁症患者的心灵背后，那“漫无止境”的感受与苦难。

正如西西弗斯和普罗米修斯一样，抑郁症患者在命运面前，会感到无可言语的不幸和深深的无力。“努力”

似乎变成了一个没有意义的词语。患者的努力，经常是西西弗斯式的“推巨石上山”，用了很大的力气，最终功亏一篑，毫无回报。压在患者心中的那块巨石，也是不停地滚下山坡，让患者遭受着绝望的折磨。

然而，西西弗斯和普罗米修斯的伟大品质在于，他们可以创造自己命运的意义！

这也是本节想表达的主题，即人类可以在悲惨的命运面前，赋予自身价值与意义。

西西弗斯虽然受到了命运的极端诅咒，但他明白，命运的折磨始终与自己无关，自己不需要为此承担任何责任。自己是不幸的，但绝非有罪的！抱着这样的信念，即使遭受着重复的苦难，西西弗斯也可以告诉自己：没关系，这与自己毫无关系，自己仍然是个英雄，是个不屈、无罪，并且有能力给自己所遭遇的苦难赋予价值和意义的伟大之人。

与苦难做斗争的精神本身就获得了肯定。这个肯定不必来自外界，在这伟大的抵御苦难的斗争中，我们自身的能力已经得到了升华，再不需要外界的任何认可，仅仅凭借与苦难斗争的伟大精神，便可以作为意义而继续生活下去。

西西弗斯悟到了这一点，便从那无休无止的苦难中挣脱了出来。苦难即使是永恒的，但与苦难斗争的精神是我们自我挖掘出的。我们在可怕的命运当中创造出了自己的价值，创造出了人生的意义，我们是高贵的，有价值的。

一旦创造出了这种意义，西西弗斯的人生就不再那么黯淡，而是有光辉和色彩的。再也没有什么能够将自己击垮，即便是最悲惨的命运！

精神疾病患者也是如此。精神疾病剥夺走了患者主观上的自由和选择，自己无须担责，这一切并非自己的错。如果疾病还没有剥夺走患者的理智和自由，患者就拥有足够的力量去为自我创造出价值，为命运赋予意义。这，是患者能够握在手中的力量。

抑郁症像迷宫一样，让人们难以捉摸方向，看似剩下的只有迷茫和无力。尤其生病的部位是在“精神”上，更让人们摸不着头脑，解决问题像是在用手揪着自己的头发试图将自己拎起来一样，显得无助、无力、艰难。

患病的过程是艰难无比的。每个真正的患者都深有体会。在普罗米修斯的例子中，他每天要忍受被恶鹰啄食肝脏的痛苦，次日肝脏又会重新长好，永无休止地承受痛苦……抑郁症患者很多时候都像是普罗米修斯般，承受着看似无止境的难受与痛苦，这让人唏嘘、难过。

西西弗斯和普罗米修斯是命运的受难者，但，绝非命运的失败者。

遭受着抑郁症折磨的患者同样如此，正如西西弗斯和普罗米修斯一样：虽然是不幸的、悲剧的，然而也可以是高贵的，甚至神圣的。

“我，虽不幸，但非有错。”——命运的最终解释权归每个人自己所有。

④ 面对“黑狗”的态度

英国前首相丘吉尔曾说：“心中的抑郁就像只黑狗，一有机会就咬住我不放。”

从此，黑狗（blackdog）便成了抑郁症的代名词。

面对抑郁症这条“黑狗”的时候，人们容易变得消极和颓丧，这不仅因为抑郁症本身带来的巨大痛苦，它自身的特性也会导致如此。

其他的疾病不会改变人的态度本身。例如常见的严重疾病癌症，改变的只是人体组织的形态，不会直接影响人们对疾病的态度以及对事物的看法。

而抑郁症这条“黑狗”影响的事物之一便是人们的态度。

我们经常看到人们在劝慰抑郁症患者时常犯的错误："你要想开一点""你要积极乐观地看待问题"等等。这些措辞不会让患者变得更好，只会让患者更加无力与自责。

认为抑郁症患者在病中的态度消极怠慢是由患者自身的素质和选择决定，这种看法是不对的。在患者患病期间，出现的那种对现实消极无力、对事物态度悲观绝望的状况，不是患者自身的问题，而是病症的一部分，所谓的健康人或者说外行人在看待时，常常会认为是患者自己选择了悲观的态度。

这是极大的误解。

精神世界复杂多变，终归是由人脑的健康状况而决定。当大脑出现了问题，相应的精神功能就会出现改变。

这似乎听起来很绝望，"黑狗"连我们的态度都可以直接改变，我们还有什么是能够做的呢？

我们在面对抑郁的时候，多少还是有一些是能做的，多少还可以选择一些自己的态度。

即使抑郁到了重度的时候，人们也未必会100%被它决定命运。疾病能够深刻影响人们对事物的感受，人们多少还能保留一部分选择态度的自由。

在药物的正确治疗基础之上，患者对疾病和事物的看法，也会很大程度上左右自己的状况。

患者在处于重度抑郁的时候，对事物的感受最为悲观消极，此时不建议单独使用心理治疗。而对轻中度抑郁而言，人们改变认知就显得比较重要了。

在 CBT（认知行为治疗）当中，积极改变患者的想法是核心的事情。在重度抑郁的时候做心理治疗显然是杯水车薪的，在轻中度抑郁的时候，有一些研究也表示，CBT 治疗和药物治疗在某些条件下可起到同样的效果。

每个曾被“黑狗”吞噬过的患者都体会过那种对现实的黑暗感受。这种黑暗很大程度上是脑内失衡的化学物质而导致，但主观能动性仍然是存在的。

主观能动性是一个难以定义的模糊概念，尤其在精神医学方面。抑郁症的三大核心症状之一是意志力和行动力的减退，这当然也可以理解为是主观能动性的丧失，不过无论在哪个疾病阶段，人们几乎都不会彻底丧失这种能动性。

这就为患者在面对疾病时所能选择的态度留有了余地。

患者不需要为“黑狗”的出现担责，却可以在面对未来的命运时选择坚持的态度。“黑狗”出现时人们很难通过自身的努力治愈，但可以自由选择合理的治疗方式，对治疗树立信心。

人们从中一定还能做些什么！

轻中度的抑郁可以通过积极改变自我的认知而改善，重度抑郁虽然仅药物治疗有效，但选择积极治疗的态度，建立积极治疗的信心，也尤为重要。

200年前，抑郁症还被人们认为是“懒病”“富贵病”“思想病”；200年后，医学不知会发展到何等程度，或许抑郁症之谜和它的治疗方法已经被彻底攻克。

而今天，算是在抑郁症的历史转折点上。人们刚刚开始认识抑郁症，开始逐渐摸索到治疗它的方法。

大脑和精神、生理和心理、物质和意识之间的关系，人类很晚才认识到。人类对自然和外在的认识已经取得了一定的成绩，生活和劳动方式也较原始有了翻天覆地的变化，但是人们对自身精神的来源，对人类意识之谜，才是刚刚起步的阶段。可以说，人们在这方面的认识尚处于原始时期。

抑郁症患者生在了今天，是一件幸运的事，因为或多或少仍有人理解、有药可医、有苦可诉，在漫长的过去，人们只能默默地承受屈辱，无可奈何；同时也是一件不幸的事，因为人们的认知尚且愚昧、不足，对抑郁症的错误认识仍然普遍，大量的患者未能得到正确诊治，抑郁症的治疗刚揭开了帷幕，许多治疗并不能彻底见效。

过去人们罹患抑郁症之后，大多数的结局是悲惨和不幸的。除了少部分自愈和康复以外，大多数患者拖延成了慢性疾病，一点一点消耗掉自己的人生。

而现在，许多抑郁症有治疗的机会，康复的案例也不在少数。患者在面对抑郁症这条“黑狗”时，应该多看它的幸运面和积极面。这种惜福、知足的态度，本身对治疗和康复的意义就是积极的。

另外人们在面对“黑狗”时，可以积极学习和借鉴前人的态度与精神。

许多名人是在巨大的磨难与痛苦下，度过了不屈的一生。

亦有许多平凡的人，在与“黑狗”的搏斗中，坚强地生活着。他们在面对生命当中出现的如此之大的灾难时，表现出的巨大生命张力和精神，值得我们敬佩。

未曾身患抑郁症，但是仍然带着生命当中的巨大痛苦去生活、将苦难转化为财富的人，也值得我们敬佩和学习。

例如写下《史记》的司马迁，遭受了宫刑，这对男性是天大的屈辱和灾难。

司马迁在《报任安书》中这样形容自己的感受：

所以隐忍苟活，幽于粪土之中而不辞者，恨私心有所不尽，鄙陋没世，而文采不表于后也。

（我之所以还隐忍苟活，像是溺亡在粪土之中还不肯去死，是恨自己的心愿还没有实现，就这么白白死了，而文采不能留于后世。）

是以肠一日而九回，居则忽忽若有所亡，出则不知其所往。每念斯耻，汗未尝不发背沾衣也！

（我现在痛苦得肝肠似乎每天都会在身体里打转、绞断，在家中的时候精神恍恍惚惚，就像是不知道失去了什么一样，出门的时候也精神迷惘，不知道要去往哪里。每当想到我所受的这种耻辱，都浑身冒出了汗水，冷汗打湿了衣裳。）

可以想象一下在如此注重名节的时代，背负了如此奇耻大辱的男人，内心是何等焦虑煎熬！

苦难留给人们的永远是无法忘怀的伤痛，遭受苦难的人们却依然可以有着伟大和高贵的品质。

抑郁给人带来的更多是肉眼可见的痛苦，但如果人们从中不懈挖掘，依然能够找到价值，创造意义。

这种创造意义的方式，让人类在面对苦难的时候，不再显得那么渺小。

面对“黑狗”，人们依然可以用力活着！

⑤ 幽默——苦难之上盛开的莲花

幽默是一项重要的功能。

没有被幽默治愈过的人，也算是另外意义上的不幸了。

幽默是苦难当中盛开的一朵莲花，当被淤泥充满时，仍然有一道光，让人暂时忘记痛苦和悲伤。

幽默是一种适当的自嘲，对自身窘境的无奈和苦笑。幽默不同于搞笑，有些恶俗的搞笑也被人视作幽默，这是不对的！

幽默是一种高境界的艺术，而搞笑很多却是劣质和低俗的。倘若有一个人说“我真的太不幸了，说出来你甚至可能不信……”这就是拿自己的窘境略微嘲讽，在无奈中透露着心酸和好笑，说者既不会更加痛苦，听者也不会有什么不适，这就是适当的幽默，它可以化解人们的痛苦，具有积极的作用。

如果有一个人对另一个人说，“你有什么不开心的事，说出来让我们开心开心……”这就是低俗的恶意玩笑，绝非高雅、智慧的幽默！说者可能是出于轻松、戏谑的心态，本质上却是在拿别人的苦难和不幸来开玩笑，听者或许不会好受，可能更加难过。这就是一种低俗的行为，好像幽默了自己，却很有可能伤害了其他人。

生活中还有太多的例子。有些玩笑是出于善意，说出来既让大家轻松，也不会伤害到自己；而有些玩笑却是在整蛊别人，感觉自己很幽默，但是对别人是一种看不见的伤害。

有些人错把看似搞笑的东西当成幽默，比如嘲笑他人的不幸，对动物施以虐待以供娱乐，等等。这是在伤害别人，加重他者的苦难。

真正的幽默是让自己释怀，减轻他人的负担，至少不会额外增加伤害。幽默是对苦难和不幸的释然，是对苦难的化解，而不是增加苦难。

当你恶意嘲弄别人的时候，并不能确保自己有一天不会落得对方一样的处境。你戏谑别人的苦难时，似乎很愉快、轻松、惬意，有一天同样的苦难落到自己身上的时候，你未必可以笑得出来。

无论何时何地，不要轻易地去嘲弄别人。

适当的自我嘲讽是与命运斗争的标志，对自己的处境加以戏谑，以获取心灵上的放松和自由。再苦再难，也可以笑得出来，本身就是一种强大和智慧的表现，是一种高尚的魅力。

而过度的自我奚落、自我轻视，则是愚蠢的。自我轻视是主动贬低了自己的形象，降低了自己的价值，非但没能体面地保全尊严，反而显得弱小和愚笨。

记住，自嘲不是自我轻视，自讽也不是自我责备。一个是为了释放和化解苦难，一个却是不减反增。

中间的差别，不是一星半点。

自嘲可以提升魅力，自损、自轻只会贬低形象，千万不要搞混了。

假设一个人走在路上被石头绊了一下，他看了一眼石头，嘴里嘀咕："我真是太聪明了，石头也能绊着。"这就是一种自嘲和反讽，用反话来调侃自我的"不小心"，既能化解尴尬，保留体面，还能迅速将刚刚的不愉快一扫而空。这，就是有智慧的自嘲，是幽默感的体现。

而假设这个人绊了一跤之后，开始自责，心里想：我怎么这么笨，走在路上好好的还能被石头绊一下，真是太蠢了。这就是典型的自我贬低、自我责备，非但不会将刚才的尴尬和难堪化解，反而会让自己的情绪变得更加不好，这就是弊大于利的自损。

大家可以仔细区分一下。适当的自嘲和调侃是智慧，过度的自嘲是自损，两者虽然看起来有时候很像，却是天壤之别的两种处理方式。

抑郁症患者常有自责、自疚的特点，遇事容易责备自己，埋怨自己，自我攻击。这些是病态的、内耗的表现，各个方面都不会对自己有益。而如果能够学会适当的自我嘲讽，比如苦笑着调侃自己的命运，用带有喜感的声音在脑子里说“麻烦请让情况再糟糕一点，谢谢”，面对棘手和烦扰的生活，感叹一句“简直快让人去世了！”这些，都是自我调侃，无伤大雅的自我玩笑，可以增加积极、正向的情绪。

历史上有很多大人物也是通过幽默的方式来调侃生活当中的苦难的。比如美国总统林肯，就是出了名的用幽默来抵御痛苦的人。据说，林肯幽默感十足，经常将身边的人逗得大笑不已，人们非常喜欢听他讲话。实际上，大家知道林肯是一个遭受了很多苦难的人，忧郁和悲伤经常萦绕在他的心间，但是他通过嘲讽和玩笑的方式，来有力地抵御着来自命运这只魔鬼带来的伤害。

有一次，林肯在演讲的时候，不知从哪里递上来了一张纸条，纸条上写着两个字：笨蛋！

很明显，这是林肯的敌人对他的恶意攻击，想让林肯当众出丑。没想到的是，林肯看了看纸条，向大家挥舞着，说：“这是谁刚刚递上来的纸条，上面只有一个署名，却没有内容呢！”

相信大家看了都会笑，被林肯的智慧和幽默感所折服。这就是一个典型的运用幽默将不怀好意的伤害成功化解，并转而成为一幕精彩的瞬间，不得不佩服林肯的智慧，以及他深深的幽默感。

幽默既能减轻痛苦，也能回击伤害，还可以显示出自己的魅力，实在是对付苦难的一剂良药。

只是，幽默并不等同于恶俗的玩笑，也不等同于对自我的过度贬低，要把握好其中的度，争取做一名合格的幽默选手。

对了，过度的幽默也不见得都是好事。有人好奇了，幽默难道不是好事吗？怎么这也算病？

幽默本身没什么问题，但大家知道抑郁症状发作时的特点是患者会感到自我轻视、自我贬低、自责内疚，而躁狂相症状恰相反，患者会感觉自我膨胀、自我形象超级好，这种状态下，患者常常可能妙语连珠，大讲一些幽默和夸张、搞笑的话，和普通的幽默加以辨别比较困难。但总体来说，如果是疾病状态下的“幽默症状”，很可能伴有自我夸大、自我抬高、狂妄嚣张的成分，而我们所倡导的那种幽默，仅仅是一种善意的情绪释放，不会给自己或他人带来不适与伤害。这，大概就是二者之间的区别。

（此处应该补充一下抑郁症患者的心声：既让我幽默，还怕我幽默过度成了躁狂，我太难了……）

好吧，那就这样：

当你的幽默能够适当释放自己的压力，生活的苦难因此而减少，就是理想的幽默。

但当你陷入了不可自拔的幽默状态，停不下来地在逗大家高兴，众人都已经捧腹不止，但你仍然妙语连珠、金句频出……

这个时候，就要小心一点，谨防躁狂。

当进一步再观察却还是拿捏不准的话，可以考虑去正规医院挂号，让大夫来判断一下……

好吧，希望文末的幽默，是我送您的好运莲花。无论您身处何方、所遇何境，都希望你快乐、超脱。